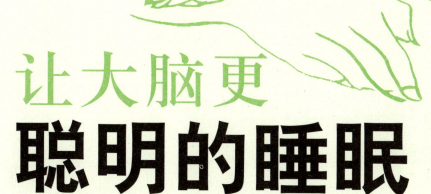

让大脑更
聪明的睡眠

关于睡眠的148个疑问和解答

머리가 좋아지는 수면

[韩] 申洪范/著

唐建军/译

北方联合出版传媒（集团）股份有限公司

万卷出版公司
VOLUMES PUBLISHING COMPANY

ⓒ 申洪范 2010

图书在版编目（CIP）数据

让大脑更聪明的睡眠/（韩）申洪范著；唐建军译.
沈阳：万卷出版公司，2010.4
ISBN 978-7-5470-0855-3

Ⅰ.①让… Ⅱ.①申… ②唐… Ⅲ.①睡眠—基本知
识 Ⅳ.①R338.63

中国版本图书馆CIP数据核字（2010）第062041号

项目创意/设计制作/ 智品書業
ZHIPIN BOOKS

让大脑更聪明的睡眠

申洪范/著

唐建军/译

责任编辑/李春杰

出版者/北方联合出版传媒（集团）股份有限公司

万卷出版公司

联系电话/024-23284090

邮购电话/010-58572701 58572702

电子信箱/vpc_tougao@163.com

经销/各地新华书店发行

印刷/北京市通州富达印刷厂

版次/2010年11月第1版

2010年11月第1次印刷

开本/150mm×210mm 1/16 14印张

字数/180千字

书号/ISBN 978-7-5470-0855-3

定价/25.00元

谨以此书献给我挚爱的妻子、女儿和父母。

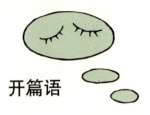

开篇语

　　睡觉是每人每天都要经历的日常生理现象，可以肯定地说，我们每个人都有过至少一两次不快的睡觉经历。

　　当身体出现失眠、打鼾、梦呓、白天犯困等症状后，我们便自然会抛出"为什么非得睡觉？"、"最好睡多长时间？"、"是否可以对打鼾置之不理？"、"觉睡得也不少，可为什么还犯困？"等等疑问，而笔者编纂此书的目的就是为了解答以上关于睡眠的种种疑问。

　　人在入睡后，肉体和精神上的疲劳慢慢消除，如果睡眠能始终发挥出这种功效，我们的身心健康就能得到保证。

　　现代人大多处于慢性睡眠不足的状态，这不是一晚上熬夜不睡觉的问题，而是每天都比正常睡眠时间少睡1～2小时，长期下去的后果就是我们的身体出现困倦、疲劳、注意力不集中、记忆力衰退、抑郁症等各种精神性后遗症。

睡眠不足会使大脑活动的效率降低，而这也就是此书被命名为《让大脑更聪明的睡眠》的原因所在。

希望读者朋友们能够通过阅读此书，学会区分病态睡眠和健康睡眠，明白病态睡眠的治疗方法，进而掌握实现健康睡眠的诀窍。

书中所登出的所有疑问都是由我的学生、护士、普通人、患者提出的，在此对于那些帮助我从多个角度来观察和研究睡眠问题的人们致以最真诚的谢意。

申洪芝

目 录

② 失眠症

打鼾和呼吸暂停症

9 女性和老人的睡眠

女性的睡眠

老人的睡眠

10 梦

11 睡眠专家和睡眠中心

要想有个美好的清晨时光，昨晚就必须有个好的睡眠。在我们睡觉的过程中，堆积在身体上的疲劳会消失不见，白天大脑获得的信息或被储存或被部分删除。就像我们一回到家便将随身用了一整天的手机插在充电器上充电，我们的身体也同样需要"充电"。

1

关于睡眠的常见疑问

머리가 좋아지는 수면

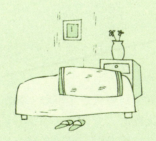

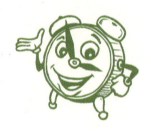

什么是睡眠？

⊙ 睡眠的定义

首先，人或动物处于何种状态才叫做入睡？

第一，人或动物入睡时人身体几乎不动。第二，入睡后的人或动物不会被轻易唤醒，声音、光刺激、轻拍虽能唤醒，但需要对入睡者施加一定的强度，也就是说需要将强度上升至一定的阈值※。第三，虽然身体几乎不动并难以被唤醒，但这不等同于无法被唤醒。第四，睡眠姿势

※ 英文为Threshold，是指引起某种生物性反应的最小刺激强度。

分为多种，人躺着睡觉，马站着睡觉，水獭浮在水面上睡觉，海豚则是边游边睡。

⊙ 睡眠是被动过程吗？

在睡眠医学的发展历史中，学者们对睡眠的看法转变始于发现了"睡眠是一种主动性活动"。

那么，睡眠的主动性为何如此重要？如果睡眠属于被动状态，那就等于说"清醒时大脑的积极活动不会在睡眠中发生"，睡眠则成为人生的空白，由于人的一生有三分之一的时间处于睡眠状态中，那么人的实际寿命也将要减去33%。然而，人们最终认识到睡眠属于一种主动性活动，是大脑在积极诱导睡眠的产生，自此人们也才真正了解到睡眠的意义。

我们的大脑这么积极地诱导睡眠的产生自有其目的，睡眠也是我们人体所不可或缺的一种重要生理现象。

在入睡状态下会发生什么？换而言之，睡觉会给我们带来什么好处？

在入睡状态下，我们的大脑会对清醒时接受的信息加以整理，将其转换为长期记忆，从而让我们具有学习能力，并且它还会合成、转移和储藏大脑活动所必需的各种物质，睡眠其实是在为最大限度地提高清醒状态下的大脑活动效率而做着准备。

在入睡状态下，自律神经系统中的副交感神经十分活跃，心脏跳动数、呼吸频率、肌肉紧张度都在减少，因而我们的身体得以休息。

在睡眠的状态下我们的身心为第二天的到来做着准备，要是我们因为学习或运动去缩减这么重要的睡眠时间，这么做有何意义？如同我们饿了要通过进食来消化和吸收食物养分的主动性生理现象一样，睡眠绝不可被缩减和忽略。

⊙ 睡眠是如何发生的？

　　某种事物在一定时间的不断重复被称为"节奏"，而睡眠就是我们体内最强大最重要的节奏。我们一日三餐是种节奏，去卫生间也是种节奏，睡眠是持续时间最长的节奏，对其他节奏有很大的影响，我们身体之所以进入睡眠状态是由于昼夜节律因素和睡眠驱动性因素的作用，睡眠驱动性因素是指精神和肉体上的疲惫所引发的困倦倾向※。

　　昼夜节律因素与睡眠驱动性因素无关，它是指在不同的时间段内人们的困倦程度，一般凌晨2～3时和下午3～4时人体感觉最困倦，此时昼夜节律因素的影响便显现出来。为了确定昼夜节律因素的变化，可以测量唾液中褪黑素浓度和体温，这些数值与困倦倾向有密不可分的联系。

　　另外，生长荷尔蒙、肾上腺皮质激素、性激素等也与睡眠密切相关，它们的分泌量或增加或减少，因此把握好睡眠节奏是维持人体正常节奏的必要手段。

　　在规定的时间内起床和入睡是维持人体正常睡眠节奏的秘诀，我们通常很难调整入睡时间，但是我们可以调整自己的起床时间，经常在规定的时间内起床，久而久之我们就能在规定的时间内入睡。

　　失眠症患者中有相当数量的一部分人睡眠节奏紊乱，对这部分人来

　　※也有些学者认为随着清醒时间的增加，人体内的催眠毒素在积累，当超过一定限度后人便感觉到倦意。

说首先要在规定时间内入睡和起床，其次三餐要定时，各种身体活动也要有规律，在睡眠节奏这一身体主要节奏呈紊乱的状态下，安排和平衡好身体其他节奏能够更快地帮助身体恢复睡眠节奏。睡眠既然是种节奏，为了时刻保持好它的律动我们就必须付出努力，一旦节奏被破坏，恢复起来会相当困难。

⊙ 睡眠不好会容易得癌症吗?

我们的体内无时无刻不在产生着可致癌细胞，细菌和病毒也在不断地进入体内，但我们却不会轻易得病，这是因为体内免疫系统在起作用，抗生素和抗癌剂消灭不了的顽固细菌和癌细胞，人体的免疫系统便会负责清理。因此如果免疫力下降，人体便容易患病，治疗时间会被延长，甚至会无法治疗，我们体内的免疫功能就是这么的重要。

为维持和提高这种免疫功能，睡眠是必要的手段。以感染了病菌的兔子为实验对象，比较睡眠充足的兔子和长时间未睡的兔子各自血液中所含淋巴细胞※数量，结果睡眠充足的兔子含有更多的淋巴细胞，从感染病菌状态恢复至正常状态的速度也更快。

解剖因长时间未睡觉而死去的老鼠尸体，发现肠内大量繁殖的细菌导致肠壁穿孔，细菌进入体内，这同样也说明睡眠不足会导致免疫功能下降。

倒夜班的人会晚上工作白天睡觉，这种人很容易睡眠不足，并且睡眠的昼夜节律也不正常。据研究报告显示，长时间倒班的护士由于免疫

※与免疫反应有关的血液细胞。

머리가 좋아지는 수면

力下降，患乳房癌的概率高于一般人。

拥有一个符合生理节奏的充沛睡眠能维持和增强人的免疫力，让人远离癌症或病菌感染等疾病的侵扰。

⊙ 为什么我们会进入梦乡？

是因为瞌睡了，这么回答似乎太过简单。虽然问题看上去很简单，但我们却能从不同角度给出多种答案。

我们换个问法，将其改为"是身体哪种变化让我们感到瞌睡？"。我们都知道白天的活动会让人在夜间感到疲惫，睡意于是袭来，如果说白天的活动让疲劳堆积，那么让睡意出现的物质有可能也堆积在体内。

在睡眠医学还处于萌芽期的20世纪50～60年代，学者们将这种物质

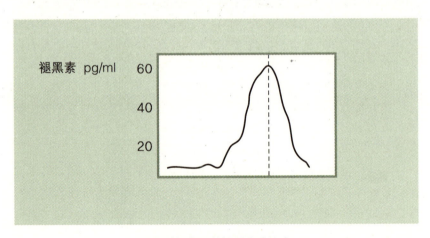

不同时间段下的褪黑素分泌表

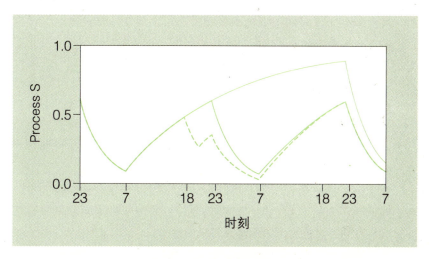

两种变量条件下的曲线图

称为催眠毒素（hypnotoxin），并千方百计地试图找到这种物质。

　　如果说睡眠是催眠毒素堆积造成的，睡眠过程也就有了一定的被动意味。虽然首先引入催眠毒素概念的学者没能找到此种物质，但最近发现了与之相类似的物质，这便是肠道内的胞壁酰二肽（muramyl peptide）。胞壁酰二肽具有诱导睡眠的作用，我们身体如果出现炎症，睡眠便会增多，这是由于体内的免疫功能下降，从而导致肠道内的细菌大量繁殖，胞壁酰二肽的浓度随之上升。

　　将因睡眠被长期剥夺而死去的老鼠作为观察对象，通过对尸体的解剖，发现其死亡原因是由于肠内细菌大量繁殖的肠炎，因而可以推断白天活动引起的疲劳，很可能与胞壁酰二肽的堆积存在着关联。

　　健康状况良好的人会按时入睡，这种睡眠发生在合适的时间段内，一到夜晚或通常的睡眠时间便自然入睡。我们身体的各生理机能会按照一定的周期运转，从入睡到清醒同样按照大约24小时的周期运行，因而几乎每天一到规定时间，人体便感觉犯困。

掌管睡眠—觉醒的中枢位于视神经交叉上核处，在此中枢的作用下，脑内的松果体会分泌出褪黑素，褪黑素属于厌光性荷尔蒙，当四周昏暗时便会分泌，而光线明亮则分泌量急剧减少，因此在光线昏暗的地方人容易瞌睡。

　　对于为何会入睡以及为何从睡眠中醒来，最新的解读是将以上所述的两种理论结合在一起。也就是说，在一天24小时的时间内睡眠和觉醒有着自身一定的节奏，同时白天的活动会让体内的催眠毒素浓度升高，在两者的双重作用下，睡眠倾向达到顶时时，我们便自然进入了梦乡。

　　失眠症患者更为关心怎样才能睡得好，尤为关心怎样能轻松入睡。为了能让睡意在自己希望的时间内到来，白天催眠毒素的积累固然重要，但拥有一个固定的入睡和起床作息规律也同样重要。

⊙ 睡眠也有分类吗？

　　从大的方面来说睡眠分为两种状态，表现为快速眼球运动（rapid eye movement，REM）的速眼动睡眠（REM sleep）和表现为眼球不动的非速眼动睡眠（NREM sleep），速眼动睡眠和非速眼动睡眠在很多方面都不同，也迥异于清醒状态。

　　大部分的成年人刚入睡时都属于非速眼动睡眠。

　　非速眼动睡眠分为三期，第一期为从没有睡意的觉醒到睡眠的过渡期，此阶段 α 波减少，θ 波增加；第二期除 θ 波之外，中间穿插有睡眠梭形波和 κ 复合波；第三期是深度睡眠，此时 δ 波的比率增加。

　　第一期睡眠并没有完全进入睡眠状态，很容易被唤醒，这种状态下人会对周围的噪音有记忆，并能做出反应。第一期是最浅的睡眠阶段，是从觉醒到睡眠的过渡期。

　　第二期睡眠的睡眠深度超过第一期，对周围刺激的反应程度明显降低，人比较难被唤醒。

　　第三期睡眠被称为慢波睡眠，处于这种睡眠状态的人非常难被唤醒，如果此时被强迫唤醒，大脑会一片混乱。

　　非速眼动睡眠就分为以上三个阶段，随着各阶段的进行，人逐渐进入沉睡状态，在这个变化过程中我们的身体和大脑发生了很多的变化。

　　速眼动睡眠阶段所表现的脑电波与清醒状态下的脑电波极为相似，如果将处于速眼动睡眠中的人唤醒，他肯定会说自己正在做梦，因此速眼动睡眠又被称为"有梦睡眠"。

　　（详细说明请参考第1章末尾的《进阶阅读》）

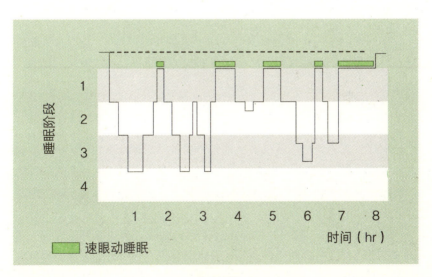

睡眠周期

머리가 좋아지는 수면

⊙ 什么是睡眠周期？

非速眼动睡眠和速眼动睡眠的反复交替被称为睡眠周期。

正常的睡眠是从第一期睡眠开始，慢慢过渡到慢波睡眠，之后睡意渐浅，又回到第二期睡眠，直至速眼动睡眠，如此便完成了一个睡眠周期，睡眠周期的间隔时间大约为90分钟，睡眠的前三分之一时间内主要为慢波睡眠，到了睡眠的后半期，速眼动睡眠出现的比率变高。

⊙ 我们应该睡多长时间？

报纸和电视等媒体告诉我们平均一天要睡8小时，于是很多失眠症患者对于自己的睡眠时间不足而倍感困扰，希望自己的睡眠时间能长一些，但也有人会抽出自己的睡眠时间用于学习。

到底应该睡多长时间？不让白天活动受到影响的睡眠时间就是最恰当的睡眠时间，此睡眠时间会因人而异。

如同每人的身高不尽相同，每人的睡眠时间也没有统一标准。有些人即便每天只睡4小时，白天的活动也丝毫不受影响，而有些人必须睡10小时才能在白天保持一定的专注力和活力，有研究结果显示睡眠时间受遗传基因的决定。

假设每天睡8小时才能保证白天正常活动的人因为某种原因每天少睡了一个小时，这种状态持续一个月将会怎样？这种状态被称为慢性睡眠剥夺，人在白天时的注意力和记忆力会逐渐下降，一种让人发胖的荷尔蒙——胃饥饿素的分泌量加大，体重随之上升。

那么如果这个人打算每天睡9小时，躺在床上的时间被延长，这又会怎样？此时睡眠时间超过了8小时，但到了睡眠后半期容易多次醒来，睡眠的效率降低，所以对此人来说8小时是最有效率的睡眠时间。

如果完全不睡又会如何？短时间的不睡觉被称为急性睡眠剥夺。

这种体验可能谁都有过，熬了通宵本以为会非常困倦，却没想实际情况并非如此。长时间的活动虽让身体感到疲惫，可到了凌晨时分却睡意全无，心情反而变得更好，于是医生在给抑郁症患者做治疗时，已将剥夺睡眠作为一种改善患者心情的治疗方法。

然而随着时间的推移，睡眠剥夺所造成的影响开始显现了，注意力和记忆力下降，容易发火，缺乏热情，消化功能的下降导致食欲降低，即便吃了东西也很难消化，吃完午饭后到了下午两三时钟，人便很难抵挡住睡意。短时间的睡眠剥夺通过休息很容易得到恢复，一旦入睡，会表现为以慢波睡眠居多的恢复睡眠。

⊙ 不足的睡眠能被补齐吗？

我们如果晚上熬了夜，第二天要补上几小时的睡眠？比方说一个平常每天要睡8小时的人某天只睡了3小时，那么第二天应该睡上13小时，也就是说将少睡的5小时通过第二天的睡眠来补齐。

但理论不等同于现实，第二天无论再怎么补觉，也只能睡10小时，只比平时多睡了2小时，第二天入睡后，慢波睡眠出现的时间被缩短，比例在增加，这被称为反弹式睡眠，是对睡眠被剥夺后的一种反应，是对前一天因睡眠时间短而缺失的慢波睡眠的一种补偿，慢波睡眠是在睡眠中不可缺少的。

即便第二天想睡久些也只比平时多睡2小时，这是由于睡眠受到了昼夜节律的影响，脑内的睡眠—觉醒中枢发挥了生物钟调节作用，在睡眠状态持续一段时间后，身体对睡眠的需求逐渐减少，于是生物钟的觉醒机制开始启动，将人从睡眠中唤醒。

⊙ 缺乏热情和工作效率低下与睡眠不足有关吗？

有时当我们被各种事务缠于一身时，脾气会变得暴躁，注意力难以集中，工作热情丧失，也提不起精神，就算静下心来再次投入到工作中，效率也会显著下降，这就是所谓的"低潮期"，看上去似乎有患上"抑郁症"的嫌疑，但这与心情抑郁无关。

这种情况下我们首先要检视自己的睡眠，看看是不是因为事务繁多导致睡眠不足。通常情况下，如果大量的工作需要占据我们很多时间，我们首当其冲会选择牺牲睡眠时间，比正常时候要早起晚睡，假如需要延长工作时间，应该削减的是娱乐时间，可我们还是想保留和往常一样的娱乐时间，结果被削减的只能是睡眠时间。

减少睡眠的最初几天不会有太大问题，但随着时间的推移，任由睡眠不足这一状况持续下去，慢性疲劳、暴躁、注意力低下、无精打采等反应相继出现，此时为了改善心情，将更多时间用在了喝酒或娱乐上，疲劳感只会加倍，睡眠时间也一再被压缩。

当睡眠不足致使身体感觉疲惫时，让我们身心放松的最佳方式是睡觉。比平时提前回到家中，吃完晚饭后洗个热水澡，再将室内灯光调暗些，稍微进行一些不刺激神经的活动，这样就能比平日提前入睡，缺失的睡眠被补充后，第二天起床后便感觉神清气爽、精力旺盛。

如果进行了上面的尝试却不见效果，我们有必要怀疑自己是不是患上了睡眠效率低下的睡眠障碍症，一旦这种消极情况持续4周以上，我们就必须接受睡眠医学专家的专业治疗。

⊙ 是什么造成了"差的睡眠"？

难以入睡、入睡后中间经常觉醒、凌晨时分醒来后再无法入睡，这些症状统称为"失眠症"。

这些症状还不算太严重，虽然入睡需要花较长时间，但也能入睡，虽然中间醒过一两次，但也能再次入睡。如果早上没有很早醒来，醒来后却感觉头昏脑涨，依稀还能记得梦里的情节，做的梦很真实但让人感觉不快，那么这场睡眠就不是好的睡眠。如果我们对这场睡眠进行多导睡眠监测，会发现属于深层睡眠的慢波睡眠没有出现或出现比例很少，中间还多次出现连本人都没有察觉的觉醒状态。

那么在何种情况下这种差的睡眠会出现？如果某人患有打鼾或睡眠呼吸暂停症等类似的睡眠呼吸障碍，睡眠就会受到干扰。另外如果患有睡觉过程中不停动腿的周期性肢动症，这也会影响睡眠，使得深度睡眠难以出现。但要是没有这些严重的睡眠障碍，那又是什么造成了"差的睡眠"呢？

首先我们要回想一下昨天白天有没有喝太多含有咖啡因的饮料。身体代谢咖啡因的能力和对咖啡因的敏感度会因人而异，据说有的人喝上30杯咖啡也照样入睡，也许此人入睡是没有问题，但咖啡中的咖啡因会降低慢波睡眠的出现概率，让他从睡眠中频繁醒来，第二天起床后大脑迷糊，感觉昨晚睡得很差，为了让脑袋更清醒，此人很可能又会在白天喝下30杯咖啡，最终形成了一种恶性循环。

其次我们要再回想昨天有没有喝酒。酒精和安眠药一样都起到抑制中枢神经让人入睡的作用，但随着时间的流逝，酒精的分解造成血液浓度降低，附带的觉醒效果于是显现，人便从睡眠中清醒。

此外，酒精代谢的产物——乙醛会令血管扩张、黏膜突起，从而导致鼻孔堵塞，呼吸道变窄，平时不打鼾和没有睡眠呼吸暂停症的人在喝完酒会出现打鼾和睡眠呼吸暂停症状。乙醛还会促进肠胃内的黏膜分泌，阻止消化物下滑至肠道，当酒和食物在肠胃里停留过长时间，就会顺着食道出现胃食道反流。睡着的人感觉不到这些刺激，但是大脑却不停地承受着刺激，因而很难进入深层睡眠。

同样道理，如果睡前吃了太多的零食或很晚才吃晚饭，这都会影响睡眠质量，尤其是睡前若喝了太多水，膀胱受到压迫的刺激会传递至大脑，当睡眠中始终感觉到尿意，自然睡眠较浅，容易被尿憋醒。

在睡觉过程中我们的大脑会接受身体各部位传来的刺激，并对其做出反应，若是刺激频率过多，睡眠质量就无从保证，要想睡个好觉必须减少刺激。

⊙ 肥胖对睡眠有何影响？

当体重增长10%～20%，睡眠便会发生变化。体重的增加会导致呼吸道周围组织的皮下脂肪堆积，呼吸道因此变窄，呼吸气流难以顺畅地通过呼吸道，于是打鼾和睡眠呼吸暂停等症状出现。睡眠呼吸暂停是指呼吸道在睡眠中被堵塞，当一晚上有超过40次以上的呼吸道堵塞情况发生，就会被诊断为睡眠呼吸暂停症。呼吸道的堵塞令体内氧气吸入量不足，人因而会醒来吸入氧气，很难睡个踏实觉，就算睡眠时间再长，因为没有深度睡眠，起床后还是会感到疲倦和瞌睡。由于睡眠效率极低，哪怕是白天再补上一觉，晚上睡眠再长些，身体上的疲惫感还是难以消除。

体重增长会令横膈膜或呼吸肌肉的动作变得迟缓，这给克服因呼吸道狭窄而出现的呼吸暂停又带来了困难，睡眠呼吸暂停症状也愈发严重，因此要想根治睡眠呼吸暂停症，就必须减轻体重。

体重的增长会影响身体的灵活度，因而在睡眠过程中很难进行正常的身体移动。

⊙ 睡眠不足会让体重增加吗？

很多人认为觉多会导致身体发胖，尤其是那些暴饮暴食不运动，还爱睡觉的人，他们体内无从消耗的热量会让体重增加，这也被视为一种"非典型抑郁症"[※]，但是除去这种极端的情况，一般来说睡眠不足会让体重增加，睡眠充足反而能让体重减轻。

关于睡眠时间与体重的关系，科研人员花费了10多年时间对此进行观察研究，结果显示比起每天睡7小时的女性，每天睡5小时的女性其体重增加的比率要高30%，成为肥胖患者的比率则高出15%。

※ 为了与表现为失眠、食欲低下、心情抑郁的典型抑郁症状区分开，表现为嗜睡、暴饮暴食、易怒等类型的症状被称为非典型抑郁症，治疗手段也不相同。

我们需要注意这里的每天睡5小时不代表这些女性的平均睡眠就是5小时，而是她们的正常睡眠应是7小时，每天却只睡5小时，有2小时的睡眠被剥夺，这种状态长期持续下去便演变为慢性睡眠剥夺，一旦形成慢性睡眠剥夺，睡眠中荷尔蒙分泌的均衡状态就被打破。

　　以此研究为基础的后续研究发现，在慢性睡眠剥夺状态下瘦素减少，胃饥饿素增加。瘦素是体内脂肪细胞分泌的荷尔蒙，若瘦素在体内的浓度较高，则表示体内的脂肪较多，于是我们身体开始减少对脂肪的摄取，所摄取的营养成分中脂肪含量会减少，相反，如果瘦素减少则意味着体内脂肪不足，身体所摄取的脂肪量便会加大。胃饥饿素是一种促进食欲和体内脂肪合成的荷尔蒙，胃饥饿素浓度上升会增加脂肪的合成量。睡眠时间的减少和活动时间的增加虽能在消耗热量和减少脂肪储存方面起到一定效果，但其明显程度比不上瘦素减少和胃饥饿素增加而引起的食欲上升和大量热量的摄取，最终脂肪被储存下来，体重因而上升。

　　此外睡眠不足会让人们在白天感到疲倦无力，于是人们只去做一些非做不可的身体活动，日常生活中的能量消耗大幅减少，这也是体重增加的一个原因。

　　也有学者认为当睡眠不足后之所以会食欲大增，这是为了提高已经降低的体温※，或者是为了应付白天的活动而给身体补充能量。还有人认为当睡眠不足给心理上带来疲惫和倦怠感后，暴饮暴食是为了减轻这种负面情绪。

　　体重的增加会使呼吸道周围的黏膜出现脂肪沉淀，睡眠呼吸暂停症病情加重，症状严重的患者很难进入深度睡眠，最终陷入慢性睡眠剥夺状态。前面所提到的瘦素分泌减少，胃饥饿素增加，体重的增加更难控制，睡眠呼吸暂停症患者如果不对病症进行治疗，就难以成功减轻体重。

　　※睡眠不足会让体温下降0.3～0.4度。

⊙ 睡眠不足会让身体出现何种症状？

　　人能坚持多长时间不睡觉？如果有人能打破人类极限应该能载入吉尼斯纪录，据外电报道，国外有个人曾尝试打破纪录，却没能刷新264小时12分钟的人类最高纪录，更为荒唐的是，此人并不知道吉尼斯委员会已经将严重威胁健康的"长时间不睡觉记录"从吉尼斯纪录中剔除。

　　睡眠不足所引起的症状通过"长时间不睡觉"的实验可以获知，1965年一名17岁的高中生足足坚持了264小时12分钟（11天）没睡觉，这期间身体出现的各种生理现象被记录了下来。

　　一晚上没睡，出现了眼球震荡，眼睛很难对准焦时；2天过去后，情绪出现波动，脾气变得暴躁，语速缓慢，发音含糊；4天后，记忆力开始衰退，出现幻觉，心律不规则，手脚发抖，出现自夸妄想和被迫害妄想。

　　像这样长期的完全睡眠剥夺麻痹了生理和精神机能，实验结束后该学生睡了15个小时的觉（没有必要按照被剥夺的睡眠时间来补充睡眠！），几天过后睡眠剥夺对生理造成的影响便完全消失了。

⊙ 白天小睡一场有好处吗？

　　白天如果犯困该怎么办？那就应该小睡一场，由于生理上的昼夜节律人们会在午后2～3时感到困倦，此时最好能睡个午觉。

　　那么睡多长时间最合适？很多研究结果显示10分钟以内的午觉最合

适，最多不超过30分钟，一般来说老人以及身患特殊疾病的病人在白天的睡眠时间会超出30分钟。

为什么说午觉在10分钟内最合适？这与处于睡眠阶段中的自律神经及脑电波的变化有关。我们从清醒状态进入睡眠后，从非速眼动睡眠的第一期直至第二期、第三期，睡意渐浓，一般第一期睡眠为1~2分钟，第二期为10~20分钟，各阶段的时间根据当事人的困倦程度而有所不同，但大致会遵循这样的顺序和比例，如果睡眠姿势舒适，并且周围没有妨碍睡眠的噪音等其他刺激，便会进入睡眠的第三期。

人从清醒转为睡意渐浓的睡眠状态，人体内的自律神经就会从交感神经占优转为副交感神经占优，也就是从肉体和精神都紧张的状态转为逐步放松的状态。如果午觉持续时间过长，到达第三期睡眠后，自律神经会完全倾向于副交感神经，肉体和精神处于完全放松状态，在这种状态下如被唤醒，身体肌肉会感觉乏力，提不起精神。

在入睡后大脑的状态会发生变化，通过这种变化我们可以确认是否入睡以及分辨睡眠阶段。入睡后脑电波频率逐渐放缓，从清醒至入睡再至睡意渐浓，大脑各部位都有着各自固定的活动模式，并依据一个大的节奏在运转，如果此刻被唤醒，大脑各部位便无法完成各自固有的活动，所以会造成大脑迷糊。

午觉在10分钟以内最佳和不能超过30分钟的原因还可以反过来解释，如果我们午觉时间超过30分钟，那么睡眠就会到达第三期，结果便是副交感神经占优势，身体无力，精神放松，由于大脑内δ波的大量出现，此时被唤醒后大脑活动恢复至正常需要一定时间，因此醒来的人都会坐在原处发一会儿呆。

10分钟以内的午觉会让睡眠停止在第二期，它能缓解白天的困倦，让头脑清醒，提高工作效率。曾有报道说纽约一家为顾客提供睡午觉场所的咖啡店生意十分红火，这家咖啡店内的睡眠舱在20分钟后会将顾客唤醒，很可能这家咖啡店的主人深谙睡眠之道，因而会选择安装这种睡眠装置。

大量研究结果都已证实，当白天感到瞌睡时午觉可以帮助人们提高学习效率、注意力和执行力，但如果白天没有倦意，就没必要养成午睡的习惯，尤其对于受到失眠折磨的人，午觉更是大敌。身体上的疲劳感或无精打采，不等同于瞌睡，只是出于疲惫就强迫自己睡午觉，不仅起不到消除疲劳的作用，还会妨碍到夜间睡眠，导致晚上睡眠不足，到了第二天又会出现浑身乏力的状况，恶性循环就此形成。

未满5岁的婴儿通常会睡午觉，尤其对于未满3岁的婴儿来说午觉属于正常睡眠的一部分，充足的午觉能让大脑发育完全，婴儿的睡眠时间随着年龄的增长会逐步减少，一般夜间睡眠的时间还保持不变，减少的只是午觉时间。

⊙ 早晨为什么会出现勃起现象？这是精力旺盛的象征吗？

男性在每晚的睡眠中会勃起4～5次，睡眠中勃起的时间与正在做梦的速眼动睡眠出现的时间相一致。速眼动睡眠常见于睡眠后期，也就是清晨时分，由于在经过一个较长的速眼动睡眠后人会立即醒来，因此早晨很容易出现勃起现象。与男性阴茎相对应的女性阴蒂※也会在早晨出现膨胀，这说明男女都有着相同的生理反应。

速眼动睡眠中的勃起作为一种生理现象具有重要意义，勃起的时间内动脉血液流向阴茎海绵体，为阻止静脉端的血液回流，压力会维持阴茎的勃起，在勃起期间阴茎的血液流量增加，阴茎细胞中的废弃物被有

※位于女性外阴部的圆柱状小突起。

效地排出体外，氧气和营养成分得到充分补充。

速眼动睡眠中的勃起可有效地用于鉴别阳痿的成因，阳痿的成因有心理和阴茎构造异常之分，如属心理原因，虽在清醒状态下不能勃起，但在睡眠中可以勃起，睡眠中的勃起证明在生理构造上无任何问题。

早晨的勃起并不代表着精力旺盛，它只是说明在生理性勃起方面不存在任何问题，还代表着速眼动睡眠的出现以及出现后人的觉醒。

⊙ 发生性关系会有助于睡眠吗？

大部分的男性在性交后会感到困倦，随即酣然入睡，女性则不同，女性在性交后精神会更清醒，因此她们会难以忍受做完爱后打着呼噜睡去的男人，为此而指责男人，甚至引起家庭矛盾。

男性之所以在性交后感到困倦，是因为伴随着性交高潮的到来，脑内的泌乳激素※浓度升高，与之相对的是多巴胺这种觉醒激素在减少。

有的人在有过性交后犯困的经验后，会选择在睡不着觉的时候与异性发生性关系，性交除了具有增进男女间亲密感和舒缓紧张的作用外，泌乳激素的增加还有助于睡眠。

⊙ 就寝前吃什么会妨碍睡眠？

睡前吃大量食物会妨碍睡眠，吃完过多食物躺在床上时，肠胃仍在

※脑下垂体前叶所分泌的乳汁分泌刺激荷尔蒙。Prolactin

运动，肠胃内部的压力会上升，导致胃内食物出现胃食道反流现象，胃食道反流所带来的不适感严重影响睡眠质量，就算进入睡眠状态，肠胃为了消化食物还会不停蠕动，肠胃器官受到的各种刺激会传递至大脑，人便难以进入深度睡眠。

因此最好不要在睡前吃太多食物或将晚餐时间放在睡前3小时内，但晚饭吃得太早，所产生的饥饿感也会影响到睡眠，此时稍微吃时零食可以帮助入睡。

⊙ 睡不着觉的时候，喝杯热牛奶会有帮助吗？

很多人都知道有种方法可以治疗失眠，那就是当患者感到饥饿无法入睡时，可以喝一杯热牛奶或吃些奶酪，但这么做果真有效吗？这么做的科学原理又是什么？

牛奶和奶酪中都含有色氨酸（tryptophan），我们人体在摄取色氨酸后，会将其作为原料用来制造一种名为血清素（serotonin）的氨基酸，血清素能降低神经兴奋度，让人镇静。此外，色氨酸还能够生成褪黑素，而褪黑素是我们身体自身会分泌的睡眠诱导激素。因此，当我们身体摄入含有色氨酸的食物，血清素和褪黑素的分泌量就会增加，从而帮助我们快速入睡。

但是，如果吃了高蛋白质食物，睡意便很难到来，这是因为蛋白质里含有大量具有唤醒功能的氨基酸——酪氨酸。

既含碳水化合物又含色氨酸的食物更有助于睡眠，含有大量碳水化合物的食物会促进胰岛素的分泌，胰岛素能减弱酪氨酸（tyrosine）对色氨酸的抵消作用，从而让色氨酸更好地发挥作用。摄入高碳水化合物的食物会让胰岛素的分泌增加，抑制酪氨酸对大脑的刺激，同时促进色氨酸对大脑神经的作用，增加褪黑素等睡眠诱导物质的合成。

现在，我们可以根据实际情况来挑选食物，对于学生和上班族，早餐和午餐要偏重于蛋白质高的食物，碳水化合物的摄取量达一般程度即可，晚餐则要减少对蛋白质的摄取，多吃一些含有复合碳水化合物的食物，这会有利于大脑的放松。但如果摄入太多含有单纯糖分的食物，虽能让大脑放松，却对睡眠没有好处，因为大量的糖分会让胰岛素分泌过旺，随即产生带给人压力的激素，反倒让人感觉更加清醒。

要想让晚餐对睡眠起到帮助，最好摄入含有大量复合碳水化合物、少量蛋白质以及钙的食物，钙能帮助色氨酸在大脑中转换为褪黑素，这就是我们为什么将含有色氨酸和钙的乳制品（牛奶、奶酪等）当成最佳的睡眠诱导食物的原因。

富含色氨酸的睡眠诱导食物

- 乳制品：奶酪、牛奶等
- 大豆加工食品：大豆油、豆腐、大豆等
- 海产品
- 家禽类
- 糙米
- 鸡蛋
- 葵花子油
- 芝麻油

睡前可以少吃的食物

含有高碳水化合物、钙及少量蛋白质的食物为最佳，这些食物被人体吸收后还需1小时左右时间才会对大脑产生影响，在这段时间内可以做些其他事情。

这些食物包括：

- 冰激凌

・在牛奶中加入可冲泡的糙米
・豆腐和榛子
・燕麦片、葡萄干、一杯牛奶
・花生酱三明治、芝麻等

⊙ "想要早起就得早睡"这句话对吗？

　　有人需要8小时睡眠来保证身体的健康正常，如果某天他需要在清晨5时醒来处理事务，他就会将入睡时间定在晚上10时之前，因为他认为想要早起就得早睡。

　　但人们经常会发现早睡并不见得就能早起，这是因为每个人的昼夜节律不同，有的人能很早入睡，有的人很晚才能入睡，入睡时间很晚的"夜间动物"就算有再大的决心也很难成为"凌晨动物"，人无法随心所欲地更改睡意来临的时间。

　　那些为了早起而早睡的人比起"何时入睡"更为关心"何时醒来"，如果以起床时间为标准向前推算，入睡时间是关键，每个人的身体会根据白天的活动量确定出必需的睡眠时间。假设某人每天早上总会准时醒来，如需提前起床，为了保证睡眠时间，从提前起床的时间算起，减去必需的睡眠时间后得出的时间即为入睡时间。由此可见，如想在早上提前醒来，早睡固然重要，但首先还得有准时起床的习惯。

　　考虑到要保证自己固有的睡眠时间，到了必须入睡的时间，比方说到了晚上10时，我们就要将室内照明弄暗些，减少噪音，关掉电视，为自己创造一个轻松入睡的环境。

⊙ 晚睡会影响睡眠质量吗？

　　这个问题可以换成"睡眠质量和入睡时间有关系吗？"，在这里我们就来进一步探讨一下有关睡眠特性的问题。

　　睡眠的前二分之一时间多为非速眼动睡眠，尤其是第三期睡眠多集中于睡眠的初期，在第三期睡眠中脑电波的振幅较大且缓慢，这种睡眠被称为慢波睡眠，此时会分泌出大量的生长激素，白天通过学习获得的记忆被转化为长期记忆，白天的活动给身体带来的疲劳也被消除，所以当慢波睡眠得到充分保证后，我们就会睡得很香。

　　如果某人通常在晚上11时左右入睡，那么慢波睡眠就会集中出现于从11时开始的子夜时分，因此子夜前的睡眠不同于子夜中的睡眠，那么过了子夜时分再入睡是否就不会出现慢波睡眠？不是这样，我们的睡眠周期是从入睡那一刻开始计算的，只是慢波睡眠出现的时间更晚一些。

　　但如果每天入睡的时间总不相同，慢波睡眠和生长激素所体现的效果就难以发挥。睡眠是我们身体众多生理节奏的一种，不论是否处于睡眠状态下，只要经过一定时间身体就会分泌甲状腺激素和性激素，但在入睡状态下激素分泌的效果更明显，如果激素分泌的时间和慢波睡眠出现的时间保持一致则效果最佳，所以，按时入睡和按时起床能将睡眠的各种积极作用发挥到最大。

⊙ 何时醒来很重要吗？

　　早上醒来时或被他人喊醒时，有时我们会很干脆地起床，但有时也会出现难以醒来或醒来后脑袋还犯迷糊的情景，在这里何时醒来很重要。

前面曾说过人的睡眠分为做梦的速眼动睡眠和非速眼动睡眠，非速眼动睡眠又分为三阶段，在第一期睡眠和速眼动睡眠状态下脑电波和清醒状态非常相似，也就是说大脑的状态接近于清醒，在这种状态下醒来，大脑只需很短时间便恢复至觉醒状态，脑袋不会产生迷糊感，心情会很舒畅。而第三期睡眠属于深度睡眠，在这种状态下醒来，大脑切换至觉醒状态需要较长时间，因此人会发上一阵呆。

也有人提出睡眠时间最好为偶数，之所以这么说是因为从非速眼动睡眠到速眼动睡眠大概需要90分钟，如果睡眠时间为偶数，在属于速眼动睡眠或浅度睡眠的第一期、第二期睡眠中醒来的概率会大大提高，但睡眠时间为偶数［比方说6小时（480分钟）、8小时（560分钟）］恐怕并不一定能让速眼动睡眠或浅度睡眠都出现在觉醒时分，对睡眠只能起到一丝帮助。

最近有种新发明的仪器，据称能够在早上最合适的时间内唤醒人们，让人轻松地起床，入睡时将这种仪器像手表一样佩戴在手腕上，随后仪器会感知睡眠状态下人的移动，据此来分辨睡眠的阶段和深浅度，在早上人睡意最浅的时候闹铃便响起。此发明的想法很好，只是戴在手腕上的仪器很难准确地判断睡眠的深浅度，有睡眠障碍的人会在睡眠过程中频繁地移动身体，如果仪器将此全视为浅度睡眠，那便无从知晓真正浅度睡眠的到来，并且如果睡觉时佩戴此仪器的手腕放了心脏跳动的左胸上，心脏的搏动就会让仪器误判此人还处于清醒状态。

在浅度睡眠中醒来无疑会收获一个美妙的早晨，将睡眠时间定为偶数以及能感知移动并唤醒人的仪器，这些想法都很不错，但实际效果却不如人意。目前最为可靠的方法还是监测睡眠状态下的脑电波，分析出睡眠阶段，在睡意最浅的阶段将人唤醒。

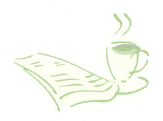

睡眠环境

⊙ 床垫对睡眠有影响吗？

　　床具生产厂商总会不遗余力地宣传床的重要性，甚至会说出"床不是家具而是科学"这样的广告语，床最重要的部分是床垫，在为睡眠检查室挑选床时会充分考虑这一点。

　　有人抱怨太松软的床垫让自己一觉醒来感觉腰酸背疼，但太硬的床（木板床）又不能很好地配合身体的弯曲度。

　　有人问水床是不是有助于睡眠和消除紧张，其实从医学角度来看它与普通床差别不大，它的好处只是能带给消费者一定的心理放松暗示。

⊙ 什么样的睡衣和被子有助于睡眠？

很多人问我穿什么样的睡衣有助于睡眠，女星玛丽莲·梦露当被问到穿什么睡衣入睡时，她的回答是一滴夏奈尔香水，"在条件允许的情况下"睡觉最好不要穿衣服。

穿着睡衣或内衣入睡，衣料对皮肤的摩擦刺激会妨碍睡眠，衣服接缝、松紧带等会束缚身体，不利于血液循环，皮肤会产生压迫感，我们在睡眠过程中感受不到这些刺激，不是因为感知器官变得迟钝，而是末梢产生的刺激在通过神经传至大脑的途中，没通过丘脑的审查而被过滤，但若是大强度的刺激，便会通过审查直达大脑，大脑随之做出反应，睡意于是变浅，因此在可能的情况下要尽量减少刺激，最好不穿衣服睡觉就是这个道理。

但如果遇到不穿衣服睡觉就睡不着觉的情况该怎么办？那就尽可能穿一些柔软光滑的睡衣，被子也是一样，减少对皮肤的刺激会有助于睡眠。

盖在身上的被子尽量要轻，太厚的被子会压迫胸部（胸廓）和腹部，致使呼吸感到困难，在睡眠中要是还分出部分力量来呼吸，睡眠质量会大受影响。

⊙ 什么样的枕头好？

试想一下睡觉不枕枕头会有多难受，看来好的枕头对睡眠很重要，

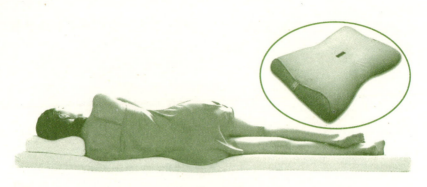

有助于睡眠的床垫和枕头

当我们仰面躺下后脖子会朝后仰，而人在直立状态下颈椎呈C形，因此为了使躺下时颈椎的弧度保持不变，我们需要垫上6～8厘米厚的枕头。

那么侧卧需要垫多厚的枕头呢？这就需要将肩膀的宽度计算在内，每人的情况不太相同，但大致宽度在20厘米左右，因此侧卧时最好垫两个枕头。

比起矮枕头，太高的枕头更有碍健康，"高枕无忧"这句话是错误的，枕头太高会使颈椎过分前倾，颈椎间的神经便会受到压迫，感觉手脚麻痹的人中有很大一部分就是因为使用了太高的枕头，另外枕头过高还会让呼吸道变窄，容易引起打鼾和呼吸暂停症状，而睡眠呼吸暂停会诱发高血压、糖尿病、心脏病和脑中风，缩短人的寿命。

枕头的硬度也很重要，枕头太硬或弹性太好会压迫接触部位的血管，造成血液流通不畅，皮肤组织得不到新鲜血液的供应。另外过于蓬松的枕头会完全包裹住头部，从而妨碍睡眠过程中的正常翻身，尤其要避免给未满1周岁的婴儿使用太松软的枕头，头部深陷枕头中会无法呼吸，便会出现婴儿猝死情况。

枕头的透气性也不容忽视，枕头会与头部接触，因而它必须具有传导和散发体温（热量）的功能。不少失眠症患者抱怨睡眠中会出现高度精神紧张、易醒和发热现象，如果再使用不易散热的枕头会使病情加重。

⊙ 通过睡眠姿势可以看出人的性格吗？

每人的睡眠姿势都不同，面对着各种不同的睡姿难免会让人浮想联翩，这些睡姿有的让人看上去很舒服，有的则令人感到别扭，还有些人的睡姿给人以紧张感，于是我们不禁会问，通过睡姿可以得知一个人的性格吗？

英国的睡眠专家（director of the Sleep Assessment and Advisory Service）克里斯·伊基考维斯基（Chris Idzikowski）曾对此做过系统性研究，他在观察了1000名被试者的睡姿后，发现睡姿与性格确实存在着联系，他将睡姿分为6种来阐述两者之间的关系。

胎儿型：最常见的睡眠姿势，1000名被试者有41%都是这种姿势，女性采用此种睡姿的比例是男性的2倍，采用这种睡姿的人属于内柔外刚型，与人初次见面时会害羞，但很快紧张感会消除，情绪恢复至放松状态。

树干型（15%）：这类人容易与人相处，属于开朗的社交类型。

思念型（13%）：身体侧躺，两臂伸展，像是要将某人搂在怀中，这种人性格外向，但是疑心较重，有些愤世嫉俗，不轻易做决定，可一旦做出决定就不会轻易改变。

士兵型（8%）：仰面平躺，双臂紧贴身体两侧，性格比较安静和保守，不喜欢太嘈杂的环境，会以较高的道德标准要求自己和周围其他人。

自由落体型（7%）：两臂抱枕，俯卧在床上，脖子扭向一边，这种人爱与人交往，精力旺盛，但内心却有些神经质和害羞，爱逃避批评和消极状况，由于这种睡姿会压迫肠胃，容易引发食物逆流。

海星型（5%）：身体仰面躺下，两臂向上抱着枕头两侧，此类人乐于助人，因而朋友较多，但是会对别人的关心感到负担。

士兵型和海星型睡姿都是面朝天花板，舌头因而会靠后，对呼吸道的呼吸流通有影响，从而加重打鼾症状，不利于睡眠。

大部分的人不会改变睡眠姿势，只有5%的人每天的睡姿都不相同。

<出处：http：//news.bbc.co.uk/2/hi/health/3112170.stm>

⊙ 要是坐在椅子上睡觉该采取何种姿势？

上班时中午小睡一觉能够减轻疲劳，提高注意力。

在欧美等国的一些公司会为员工提供专门的睡眠室，员工吃完午饭后可在那里躺下睡觉，但在国内还没有这么做的公司，大部分人会趴在桌子上小睡一会儿，或躺在用两把椅子拼成的简易床上，那么，如果坐在椅子上睡觉，哪种睡姿较好呢？

首先，趴着的睡姿会给胳膊、腰椎和肌肉带来压力，醒来后由于神经受到压迫，手可能会发麻，脸上留下印记，趴着睡还会压迫胸腔，让呼吸变得困难，尽管睡眠时间较短，但睡眠质量很差。

那么哪一种姿势较好呢？脑袋朝后仰的睡姿对正常睡眠的影响最小，但是由于是坐在椅子上，这也会对腰椎和肌肉造成压迫。

一项研究显示，腰部所承受的压力为最小的坐姿是，在脚放在地上时大腿与躯干呈135度角。当我们笔直坐在椅子上，大腿与躯干间的角度为90度直角，我们身体再向后倾斜45度便是最理想的坐姿，但如果不使用特殊椅子很难坐成这种姿势，但即使只有120度角也会减轻腰部和肌肉的紧张感，让睡眠不至于受到疼痛感的妨碍。要想睡个香甜的午觉，还是尝试一下将身体向后倾斜成120度吧。

⊙ 什么睡姿能减轻腰痛？

（1）侧睡。身体侧卧，两腿弯向胸部，两腿之间夹住枕头，如果需要的话可以使用像竹夫人（译者注：一种东亚传统的消暑用具，一般由竹或竹篾制成。中国已不常见，在现代的韩国、日本及东南亚依然是常见的居家用具）那样与身体长度相同的抱枕，对于脊椎关节炎、腰椎管狭窄、骨盆疼痛患者十分有帮助。

（2）仰睡。最好在膝盖下方垫上枕头，以保证腰椎的正常弧度，必要时还可将卷条毛巾垫于腰部下方，同时脖子下一定要有枕头。

（3）趴睡。这种睡姿会让腰部很不舒服，如果因为某种原因只能这么睡的话，下腹和骨盆下方要放置枕头，以减轻腰部肌肉的紧张，在腰部不感觉难受的前提下头部可垫上枕头，如果不想给背部施加压力，头部的枕头也可撤掉。

（4）睡眠的质量会依据所使用的床和床垫而不同。如果变换睡姿不能减轻腰痛的话，就必须考虑床和床垫的问题，每人可根据自己喜好挑选硬度适合自己的床垫，如果是慢性腰痛病患者，最好挑选中等硬度的床垫，购买前要躺下试一试，有些人可能会更喜欢较为松软的床垫。

<出处：http：//www.mayoclinic.com/health/sleeping-rositions/LB00003_D&slide=1>

⊙ 适合睡眠的最佳温度为多少？

温度太高会无法入睡，进入盛夏后，有时深夜的气温都会保持在25℃以上，太高的气温让体热难以散发，为了散发体热，血液循环速度会加快，因而身体和精神都处于较兴奋状态※，这种情况下便难以入睡。

适合入睡的温度为18～20℃，必须低于体温，在睡眠状态下我们的身体会自动调节体温，但随着睡眠状态的变化，体温调节也会发生改变。

※自律神经系统中的交感神经会让人感觉兴奋，人进入睡眠的过程就是交感神经镇定和副交感神经活跃的过程。

在非速眼动睡眠阶段，体温调节功能运转良好，那么在这段时间内它是以何种方式来进行体温调节呢？首先周边温度如果较高，体温则升高，末梢血管会扩张，血液循环速度加快，体热会散发出去；周围温度如果偏低，肌肉会通过收缩产生热量。在寒冷的地方睡觉，第二天醒来后之所以身体有种被打击的疼痛感，就是因为睡眠过程中肌肉需要不停地收缩来维持体温。

在速眼动睡眠阶段，由于肌肉乏力，无法通过肌肉收缩来产生热量，因而在速眼动睡眠期间无法进行体温调节，属于冷血动物的爬行动物也是这种状态，所以当卧室的温度不合适时，受影响最大的是速眼动睡眠。

⊙ 最好采取哪种睡姿？

我们很难说在睡眠中一定要保持某一种姿势，即便是仰面躺着进入梦乡的人也经常会在睡眠中变换姿势，在睡眠过程中我们其实是在不断地对姿势做着细微调整。

老是朝一个方向躺着，这个方向的皮肤、肌肉、血管等就会受到压迫，导致血液流通不畅，从而产生痛感，但大脑感受到痛感刺激后，睡意随之变浅，身体便开始变换姿势。因脑中风等原因而不能移动身体的人由于老是保持同一姿势，被压迫部位的皮肤便因血液循环不畅而出现组织坏死，褥疮于是形成，我们不断改换睡姿其实也就是为了避免这种情况的发生。

睡眠过程中除了细微的姿势调整外，还有较大幅度的身体移动，这通常会在睡眠阶段变更时出现，婴幼儿在睡眠中身体的移动程度还被用来衡量大脑的发育程度。

　　患有关节炎或椎间盘突出症等骨科疾病的患者可采用侧睡的姿势来缓解腰部的负担，减轻痛楚。

　　对于打鼾者和睡眠呼吸暂停症患者，侧睡要比仰睡好，仰睡时舌头会朝下（重力方向），呼吸道因而变窄，睡眠时的打鼾和呼吸暂停症状会愈发严重。

　　当我们躺在床上准备入睡时可以采取自己习惯的睡姿，但是这种姿势很难由始至终保持下去，因此对于像睡眠呼吸暂停症这样的患者，需要将侧睡作为一种治疗手段时，还需使用特殊的枕头或装置。

　　朝右侧睡不会对心脏产生压迫，但在喝完酒或进食过多后，肠胃功能相对较弱，此时朝左侧睡会减轻肠胃的负担，尤其对于喝了太多酒的人，侧睡能防止呕吐物流出，从而避免发生呼吸道被堵塞的危险，两腿适当弯曲能缓解腹部的紧张感，降低腹部压力，减少呕吐发生概率。

　　刚出生不到1年的婴儿发生不明原因的死亡被称为婴儿猝死综合征，有报道说这与睡眠姿势有关，趴着睡的婴儿发生猝死的比率较高，让婴儿睡觉时面部朝向天花板是预防婴儿猝死症的很好方式。

⊙ 睡觉时身体动来动去的孩子大脑发育正常吗？

　　睡觉时身体不乱动通常被认为睡得很香，对于成年人来说这种说法没错，但对于未满3周岁的婴幼儿却并不是这样，未满3周岁的婴幼儿由于大脑未完全发育，睡眠中出现的脑电波、心跳频率和呼吸次数与成年人有很大的不同。

　　通过婴幼儿的脑电波虽然可以分出睡眠阶段，但是身体的移动也是评测睡眠状态和睡眠质量的一种重要指标。研究结果显示，具有先天性脑异常的婴儿在睡眠中的身体移动明显要少，这是因为我们身体的各个部位都与大脑相通，健全活跃的大脑会让身体各部位做出动作。此外，由于长时间保持一种睡姿会压迫皮肤、肌肉、血管等组织，人体产生不适感，大脑则会对这种感觉做出反应，对姿势做出调整，身体的移动便这样出现。但如果因大脑的异常而无法感知这种身体刺激，或是感受到这种刺激却无法做出恰当的反应，身体的移动便相应减少，所以睡眠中身体移动格外少的婴儿很可能脑部异常。

　　因而可以说婴儿在睡眠过程中适当的身体移动是大脑发育状态良好的一种表现。

医学疾病和睡眠

⊙ 哪些疾病会在夜间加重？

　　人体的各种机能不会始终保持一致，在24小时内会按一定的周期发生变化，疾病给人体带来的影响也是一样，有些病会在夜间出现恶化情况。

　　到了夜间，哮喘病会加重，哮喘病患者感到呼吸困难，遗传性过敏皮炎患者变得瘙痒难忍，心脏病易发生恶化情况，不宁腿综合征的病情也变得更为严重，这些都是因为随着时间的变化，我们体内自律神经的均衡发生了改变，从而引起身体各机能的相应变化。

为治病而服入体内的药物其代谢速度在白天和夜间会有所不同，因而在服药期间白天和晚上的药效也会不同，最近的研究结果证实用药时间必须考虑到这种生理节律（昼夜节律），例如不同种类的抗癌药就会有不同的服药时间。

如果某种疾病的症状一到夜间就加重，病人需要向主治医师反映此情况，以便采取恰当的应对措施。

⊙ 为什么有人睡觉会冒冷汗？

有时人们睡觉会出汗，甚至能将枕头和被子弄湿，每人或多或少都有过这种睡觉出汗的经历，睡觉出汗虽然会使人们的心情变得沮丧，但不能光凭此便断定患上了重大疾病，有可能是室内温度过高或被子太厚的原因。

但如果这些外因被排除后，夜间发汗症状仍没有消除，则要考虑以下因素。

绝经：到了绝经期或邻近绝经期时，夜晚会感到燥热，身体冒冷汗。

焦虑：流汗是焦虑症状最常见和最具代表性的症状，当焦虑症状过于严重时，自律神经系统中的交感神经会兴奋，从而引起流汗。

药物：高血压和抗癌药中含有引起出汗的物质，要留意近期服用的药物。

滥用药物或酒精：作用于中枢神经系统的药物（麻醉类）或酒精戒断症状会让人大量出汗。

胃食道反流病（Gastrointestinal reflux disease （GERD））：深夜摄入大量食物后倒头就睡的人容易患胃食道反流病，如果胃食道内括约肌的功能较弱，也容易让胃内的消化物顺着食道反流。

糖尿病：糖尿病人在夜间血糖会降低，引起身体出汗。

睡眠呼吸暂停症：打鼾症状严重或不太严重的人都会在睡眠中出现呼吸暂停现象，无法呼吸的状态若持续时间较长，交感神经会兴奋，身体于是出汗。

如果夜间的大量出汗严重影响到睡眠，就必须去医院寻求治疗，一般情况下通过相应的治疗，夜间的出汗情况会好转，但也不排除夜间出汗是癌症或感染病等重大疾病所致，如果属于此类情况，不仅夜间会出汗，身体还会莫名地发热，体重也会减轻。

⊙ 有些人会在睡眠中死去，这算是安详的去世方式吗？

老人们希望自己不得什么大病，不躺在医院里给人添麻烦，"能在睡梦中死去"，诗人们会说"睡眠是短暂的死亡"。如果单从入睡后人失去意识、对周围发生的事物无从知晓这一点来看，这种说法没有错。那么是什么原因造成一些人在"睡梦"中死去呢？当然通过尸体解剖可以获知死亡原因，但若从睡眠医学的角度来考虑，应包含以下几方面因素。

有些病症会在夜间加重，这与到了夜间副交感神经功能占据优势有关，哮喘和气胸等呼吸疾病的症状愈发明显，一到晚上有些哮喘病人会咳嗽或无法入眠，甚至会在睡眠过程中因哮喘发作而无法呼吸，最终被夺去了生命。

有些人因为睡觉时心脏病发作而离开人世，从睡眠结构来分析，越接近凌晨时分，属于做梦阶段的速眼动睡眠其出现频率就越高，由于在速眼动睡眠中交感神经占据优势，呼吸开始变得没有规律，心脏跳动也会加速，很容易出现心律不齐，此外，睡眠呼吸暂停症患者在速眼动睡眠中呼吸暂停症状会更严重，收缩期的血压飙升至200mmHg以上，血压的加速上升引起脑部血管爆裂（脑中风），这也是睡眠中猝死的一个原因。

睡眠中自律神经的变化会加重人体自身的病情，严重时甚至会导致死亡，在睡梦中死去的人比起那些长期躺在医院病床上痛苦死去的人，也算是比较幸运了，但是这些人的死亡也大多与疾病有关，所以很难说这是一种安详的去世方式。

⊙ 我们身体的自律神经功能会在睡眠中发生变化吗？

我们人体各种与生命维持相关的基本功能由自律神经负责协调，自律神经从字面上便能看出它不是我们人体的有意识调节，而是一种自发性的神经调节系统。自律神经的各种功能本人并不能随心所欲地加以控制，当心脏跳动过快时，我们不可能通过自己的意念让心跳放缓。受自律神经支配的基本功能有心脏功能、呼吸功能、消化功能、免疫功能、内分泌功能、睡眠—觉醒功能等。

根据功能的性质，自律神经分为交感神经和副交感神经。将交感神经系统的功能想象成我们身体在遇到危险时所做出的应激反应会更便于理解，比方说在山间穿行时突遇猛兽，为保住性命我们身体会做出各种应对准备，而这便是交感神经在起作用，通向肌肉的血管会增加，以便向肌肉供应更多的血液，心脏跳动速度加快，呼吸也变得急促，体温上升，身体开始冒汗。

副交感神经则恰恰相反，我们脑中可以想象这样一幅画面，结束完一天工作回到家中，躺在安乐椅上优哉游哉，这时心脏跳动放缓，呼吸也变得平和，由于没有流汗的理由，皮肤较为干爽，体温始终保持在正常范围内。

我们再来观察一下睡眠和自律神经的关系。睡眠从根本上说能够解除肉体和精神上的疲劳，为人们第二天的活动做准备，人从清醒进入睡眠的过程也是自律神经的平衡由交感神经转为副交感神经的过程，人在入睡后心跳及呼吸频率均放慢，变得更有规律，体温也稍有下降，肌肉无力，这些都是由于副交感神经在起着支配作用，因而在睡眠状态下人的肉体和精神能得到放松。

以失眠症患者为对象的研究显示，失眠症患者之所以难以入睡，其中一个原因就是到了该入睡的时间，自律神经的平衡却没有从交感神经转为副交感神经，处于兴奋状态下的交感神经所分泌出的压力激素还维持在较高的水平，肌肉感觉有力，心跳及呼吸频率较快，这种状态下人们当然很难入睡，即便因过分疲劳而进入睡眠状态，由于副交感神经不能充分发挥作用，心跳及呼吸频率不会放慢，肌肉仍保持紧张状态，觉醒状态下的脑电波也会出现，当第二天醒来时，会感到肉体和精神上的疲劳并没有消除。

失眠症患者中有很多人白天会被各种事务缠于一身，精神始终处于紧绷状态，白天精神高度集中地处理各种事务会使交感神经的兴奋度处于极高的水平，在结束一天工作回到家中，本想好好休息一下，但是自律神经系统仍然停留在工作的紧张状态中（我们的自律神经系统也是身体的一部分，不像机器开关可以一下班关闭、一上班就开启），因此只有降低交感神经的兴奋度和激活副交感神经，我们才能安然入睡。

　　如果是这种原因导致入睡困难，在入睡前的1～2小时内可采取放松疗法来降低紧张程度，伸展运动或瑜伽会有一定帮助，将身体泡在热水里也能缓解肌肉的紧张，当交感神经的紧张度被松弛后，我们便可入睡，并且会睡得很香。

⊙ 为什么会打哈欠？

　　没有人没打过哈欠，不仅哺乳类动物，连鸟类也会打哈欠。谁都打过的哈欠共分为3个阶段，首先是4～6秒钟的长吸气，在停顿2～4秒后迅速吐气，一般打哈欠需要10秒钟，在打哈欠前会左顾右盼或摸自己脑袋，打哈欠的同时还会伸长脖子或手臂，一旦开始打哈欠很难中途停止。

　　哈欠具有何种功能？成群结伴而行的动物中若有一只动物打了哈欠，动物们会认为这是疲倦的信号，队伍便会停下，开始就地睡觉。灵长类动物中雄性比雌性、地位高的雄性比地位低的雄性更常打哈欠，因而哈欠也算是具有一定社会性的集体行为。

　　15周的胎儿也会打哈欠，婴儿虽然常打哈欠，但不会伴随着肢体的伸展。随着年龄的增长，打哈欠的次数会减少，这是因为受社会规范的约束人们有意识地进行了控制，男性比女性打哈欠的次数要少，睡觉前以及清醒后爱打哈欠，睡觉前的哈欠不会伴随着肢体伸展，但醒来后打哈欠会出现肢体伸展，哈欠容易发生在听课、看电视、看书等被动型活动中，一般来说当感觉瞌睡或无聊时会打哈欠，但有时肚子饿了也会打哈欠。

关于哈欠的功能时至今日仍众说纷纭，有的人认为这是一种与呼吸相关的功能，也有人认为哈欠与注意力有关，最近还有人说哈欠是沟通的一种手段。

在打哈欠时，横膈膜收缩、身体伸展等动作有助于静脉血液流向胸腔内部，大口吸气会拉伸支气管肌肉，扩大肺小动脉，增加脑部血流量，因此哈欠能帮助身体排出二氧化碳和吸入氧气，促进大脑的氧气供给。

当外部缺少刺激，但我们的精力还要保持高度集中时，哈欠就会发生，哈欠会通过面神经来刺激我们的大脑。另外，在打完哈欠后脑电波频率会变快，还有研究显示打完哈欠后肢体活动会变多，综合上述两时，我们可以认为当注意力下降引起低氧血症和高碳酸血症※，脑干网状结构※※会在受刺激的情况下产生哈欠，哈欠再通过刺激机体和增加血氧饱和度来对大脑各部位实施刺激，从而提高人的注意力。

如果会议冗长乏味，听众会打哈欠，这么做是为了提高注意力，同时哈欠也向演讲者传递出一个信号，那就是演讲还需更生动有趣。在与人交谈中若打起哈欠，这也显示出对谈话内容不感兴趣甚至有厌恶情绪，这些情形下的哈欠虽然不属于完全自发性行为，但却起到了非言语

※血液中二氧化碳的浓度偏高。

※※负责调节觉醒和注意力并将相关信息传递至大脑皮层的网状神经细胞，主要集中在中脑，无数个神经纤维纵横交错，编织成网状。

沟通的作用，当大脑下达了打哈欠的指令后，哈欠便在暗示的诱导下出现。

⊙ 美女都是瞌睡虫吗？

如果昨晚没睡好，第二天醒来后会发现皮肤较为粗糙，失去了光泽和弹性，相反如果昨晚睡得很香，皮肤就显得光滑而富有弹性。

在睡眠过程中体内会分泌出各种激素，其中有睡眠激素褪黑素、压力激素皮质醇、性激素、与细胞生长关系密切的生长激素等。生长激素主要在慢波睡眠（深度睡眠）中分泌，从睡眠周期来看，睡眠的前三分之一时间集中表现为慢波睡眠，如果能在晚上11时入睡，12时~凌晨2时便是生长激素的集中分泌时间。

人处于慢波睡眠状态下，白天身体所累积的疲劳感会逐渐消除，身体各细胞得到充足的养分供应，废弃物被排出。如果慢波睡眠的时间能持续得到保证，细胞的再生便会顺利地完成。

生长激素在婴儿和青少年期的分泌格外旺盛（婴儿和青少年期的睡眠中慢波睡眠占有很高比例），随着年龄的增长，生长激素的分泌会减少，而生长激素与身体的衰老关系密切，它具有抑制衰老的作用。年龄的增长会让生长激素的分泌减少，由于难以进入熟睡状态，能带来生长激素分泌的慢波睡眠所占比例也日趋下降，这些会对我们的身体有何影响？衰老的速度会加快，但如果睡眠质量一直很好，我们看上去会更年轻，寿命也更长。

要想维持皮肤的健康状态，最好在晚上11时之前上床睡觉，这么做是为了保证生长激素的正常分泌。如果患有妨碍深度睡眠（慢波睡眠）

产生的打鼾、睡眠呼吸暂停症、周期性肢动症等睡眠障碍，应当积极寻求治疗。

⊙ 酒精依赖症与睡眠有何关系？

曾患过酒精依赖症的人根据自身的体验会坚信喝酒有助于睡眠，但这是一种错误的观念，如果不摈弃这种观念，酒精依赖症就有可能复发。不仅是酒精依赖症患者，大部分人在喝完酒后都会犯困，然而酒后睡眠的质量较低，并且身体会逐渐对酒精产生耐受性，要想达到犯困程度就必须喝下更多的酒。

酒精依赖症患者在感觉自己患有睡眠障碍时，总幻想通过酒精来缓解失眠症状，因而失眠成了诱使酒精依赖症复发的罪魁祸首。没有酒精依赖症的失眠症患者中也有人认为自己的睡眠状况要比实际情况更糟糕。

最近的研究报告显示，有不少刚从酒精依赖症中走出来的人由于没有正确认识自己的睡眠状况，而更多地倾向于用酒精来解决失眠问题。

酒精依赖症患者失眠的原因为长期摄入酒精引起的脑损伤、脑波变化、不规则昼夜节律、抑郁症等精神疾病，酒精依赖症患者和其他失眠症患者一样，积极地需求治疗才是解决问题的正确方式。

<参考文献：alcoholism： clinical and experimental research （2006；30：1992—1999）>

⊙ 半梦半醒中说的话为什么在第二天记不起来？

　　有句话叫"似梦非梦"，似乎没有做梦，但又感觉身处梦中，让人无法辨别到底是梦境还是现实。睡眠具有深浅度，其程度会随着睡眠的第一、二、三期而逐步加深，其中第一期睡眠是最浅的睡眠，甚至可以说非常接近于清醒状态。

　　处于深度睡眠中的人其睡意也会因周围的刺激（大多为声音刺激）而变浅，最终被唤醒，入睡者被唤醒需要经历一个由浅度睡眠至清醒的过程，但由于本应处于入睡阶段，大脑时刻为再次入睡做着准备，如果醒来后说完几句话又倒头再睡，对话的内容便不会被储存为长期记忆，这就好像在关闭电脑之前并没有时击文字编辑程序的保存键。

　　有研究显示，在入睡前的5分钟之内，人们所听或所说的话将不被记住，也就是说如果在入睡前的13分钟一直在听一个故事，最初的8分钟内所听到的内容会被储存为长期记忆，到了第二天仍能记起，但从第9分钟开始，最后5分钟的内容将无法回忆。

　　当人在半梦半醒中说话时，其所处的睡眠阶段会直接影响记忆。如果某人在属于深度睡眠的慢波睡眠（第三、四期睡眠）中说话，对话内容被记起的概率就很低，即便此人在对话时有过反应，也根本记不住对话的内容，梦游或梦呓的无法回忆就是因为在慢波睡眠中醒来。在慢波睡眠状态下，整个大脑的脑电波较为缓慢，大脑的活跃度明显降低，因此大脑很难有效地运行记忆这一复杂的作业。

　　对话内容也很重要，如果内容涉及情感或对本人重要的话题，这些内容便很容易被记住，如果只是一些没有特征的日常性内容，我们的大脑便认为没有记忆的必要，即便强行记住，也不会留下深刻印象。

　　我们对梦的记忆也和这很相似，人有四分之一的睡眠时间都在做梦，如果我们能记起梦的内容，我们会认为自己做了梦，当回忆不起来时便以为自己没有做梦。

如果梦的内容与自身有很大关系或具有一定意义，它就会留在我们脑海中，到了第二天早上我们便能清晰地回忆起梦中的情景，与之相反，如果梦的内容非常普通，没有任何特征，大脑便迅速将其遗忘，到了第二天我们便无从记起。

进阶阅读 ●

睡眠的种类

1.非速眼动睡眠

非速眼动睡眠分三个阶段。

· **觉醒状态**：当我们躺在床上闭上眼睛准备入睡时，还处于未入睡的状态，此时若观察脑电波，会发现大多为觉醒状态下的 α 波，α 波的频率为8～12Hz，在放松的觉醒状态（即为大脑没有其他活动的休息状态）下出现。

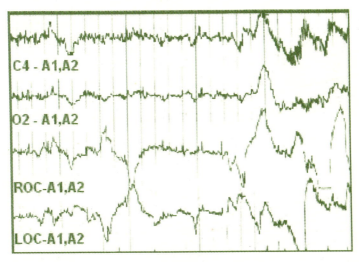

觉醒状态

·第一期　非速眼动睡眠：进入入睡状态后 α 波的比例下降，比 α 波更缓慢的脑电波（2~7Hz）θ 波的比例升高，当 α 波所占比例降至一半以下，此阶段的睡眠被称为第一期睡眠，随着第一期睡眠的持续，大部分的脑电波都转换为 θ 波，振幅更大的头顶尖波※也会出现。

此时还没进入熟睡状态，容易被唤醒，这种状态下大脑对周边的噪音有记忆，并会做出反应，第一期睡眠可以说是最浅的睡眠，属于从觉醒到睡眠的过渡时期。

失眠症患者的第一期睡眠在整个睡眠中所占的比例较高，当处于第一期睡眠中他们会觉得自己并不在入睡状态，正常人的第一期睡眠所占比例不超过5%，然而患有失眠、睡眠呼吸暂停、周期性肢动等睡眠障碍的人，第一期睡眠所占的比例要远高于此。

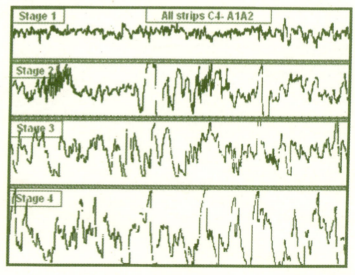

非速眼动睡眠

※头顶位置发出的脑电波，边缘较为尖锐。

머리가좋아지는수면

·第二期 **睡眠**：随着睡眠程度的加深，第二期睡眠悄然到来，这是比第一期睡眠程度更深的睡眠，它占据整体睡眠的50%。第二期睡眠的脑电波基本由θ波※构成，在θ波的背景下，还穿插有第二期睡眠的标志性脑电波——睡眠梭形波※※和κ复合波※※※，比起觉醒状态，身上肌肉的力量（肌肉紧张度）稍微减弱。

此时对于周围刺激所做的反应明显减少，即处于一种难被唤醒的状态，这与第二期睡眠的标志性脑电波——睡眠梭形波和κ复合波的机能有关，睡眠梭形波和κ复合波能起到保护睡眠的作用，处于第二期睡眠状态下的人如果受到妨碍睡眠的噪音干扰，睡眠梭形波和κ复合波便会出现，它们能防止大脑被唤醒※※※※。κ复合波还起到连接第二期睡眠和第三、四期睡眠的作用※※※※※。

·第三期 **睡眠**（慢波睡眠）：睡眠程度更深，脑电波的振幅更

※较慢的2～7Hz脑电波。

※※状如纺锤的脑电波。

※※※上下较为尖锐、振幅较大的脑电波。

※※※※如果搞清楚了睡眠梭形波在大脑中的出现部位，我们会更容易理解这个问题。睡眠梭形波出现于被叫做丘脑的部位，丘脑相当于人体各种刺激向大脑传送途中的关卡，它的作用就是决定视觉、听觉、触觉等感觉是否传递给大脑。当睡眠梭形波在丘脑中出现后，丘脑便会阻断外部刺激向大脑的传递，因而大脑受外部刺激而觉醒的概率变低。κ复合波的作用也是如此，根据形状它被分为两种，其中一种会受外部噪音的刺激而产生，另一种的产生则与噪音无关。

※※※※※κ复合波的振幅要大于其他脑电波，κ复合波的尖锐程度要超过于第一期睡眠后期出现的头顶尖波，比第二期睡眠程度更深的第三、四期睡眠中所出现的δ波（0.5～2Hz）与κ复合波十分相似。

大，δ波[※]的比例渐高，当δ波占据整体的20%以上时，就会被称为第三期睡眠^{※※}。身上肌肉的力量（肌肉紧张度）比觉醒状态时要小，第三期睡眠也被称为慢波睡眠。

出于这种睡眠状态的人很难被唤醒，如果此时醒来大脑通常会一片混乱，而梦游症和夜惊症正是在慢波睡眠中因为某种原因而突然醒来的一种现象。

正常成年人的慢波睡眠会占整体睡眠的20%，而少儿期的慢波睡眠比例高达50%，但从青春期开始，慢波睡眠比例逐渐下降，慢波睡眠主要出现在睡眠的前三分之一阶段，在慢波睡眠期间身体的疲劳得到消除，体内会分泌出性激素等多种激素。

睡眠是一个从速眼动睡眠逐渐过渡到深度睡眠的过程，在此过程中我们的身体和大脑都在发生着各种各样的变化。^{※※※}

睡意由浅入深的过程也是脑电波逐渐放缓的过程，进入熟睡状态后大脑所产生的所有脑电波都统一为δ波，此种现象被称作脑电波同步化（synchronization），^{※※※※}整个大脑的活动呈现出统一的节律。

从觉醒到睡眠的第一、二、三期，身体肌肉的力量（肌肉紧张度）在逐渐减少，身体变得无力，心脏和呼吸肌的力量当然仍维持不变，但我们在清醒状态下能用意志控制的肌肉逐渐失去力气。在速眼动睡眠中

※频率为0.5～2Hz，属于振幅较大的脑电波。

※※依据美国睡眠学会于2006年修订的睡眠阶段判别标准。

※※※这里简要概括一下之前的内容。首先在睡眠中脑电波会逐渐变慢，在大脑活跃的完全清醒状态下会出现20Hz以上的脑电波，要想入睡大脑就必须出现8～13Hz的α波，在第一、二期睡眠中会出现2～7Hz的θ波，到了慢波睡眠状态，会出现0.5～2Hz的δ波。

※※※※大脑皮层各种生物电活动呈现步调一致的现象。

肌肉力气不会完全消失，但到了非速眼动睡眠阶段则力气全无，这时是区分非速眼动睡眠和速眼动睡眠的重要标准。

从觉醒进入到睡眠后，心跳和呼吸次数会减少，这是因为在睡眠状态下，副交感神经取代了交感神经的支配地位。在非速眼动睡眠中通过一系列生理变化，身体得到了休息放松，为再次的活动储备了足够的资源和能量。

2.速眼动睡眠

速眼动睡眠占整体睡眠的25%，婴幼儿期的速眼动睡眠比例超过50%，随着生长发育的进行，这个比例会逐渐降低。

速眼动睡眠从字面便可得知它是以快速眼球运动※为特征，另外在速眼动睡眠中身体的肌肉处于完全无力状态，大脑会出现多种频率的脑电波，这些脑电波十分类似于清醒状态下的脑电波，首先观察到此现象的睡眠医学家吃惊于人睡着时的脑电波竟与清醒状态时相似，便将速眼动睡眠称为异相睡眠（paradoxical sleep）。

那么当人处于速眼动睡眠状态中容易被唤醒吗？在速眼动睡眠中，有些情况下容易被唤醒，有些情况下则很难被唤醒，大部分的学者认为速眼动睡眠也是一种深度睡眠。

在速眼动睡眠阶段被唤醒的人会声称自己做了梦，因此速眼动睡眠也被贴上了"有梦睡眠"的标签。

如果梦中的内容被付诸行动，那又会如何？将会有令人担忧的情况发生。事实上的确有种叫做快速眼动睡眠行为障碍（REM Sleep Behavior Disorder）的疾病，该病患者会将梦中内容移植到现实，如果患者做了与人打架的梦，就会用脚踢向躺在身旁的人，这是一种会对

※快速眼球运动的英文为Rapid Eye Movement，缩写为REM，因而人们将快速眼球运动的睡眠称为REM睡眠。

本人或睡在身旁的人造成身体伤害的疾病。

正因如此，我们的身体会开启安全装置，让速眼动睡眠状态下的肌肉变得无力，这样我们便无法将梦中的内容转化为肢体行动，之所以出现快速眼动睡眠行为障碍，就是因为大脑机能的障碍使得这种安全装置无法启动，这种睡眠障碍需要通过多导睡眠监测进行诊断，积极加以治疗。

由于人在速眼动睡眠中会做梦，学者们通过大量的研究，对于速眼动睡眠的功能提出了很多的观点。弗洛伊德在整理他的精神分析理论过程中提出梦具有重要功能的观点，认为通过梦可以窥视人被压抑的潜意识，这个理论被记录在《梦的解析》这本书中。

通过对速眼动睡眠功能的长期研究，人们发现速眼动睡眠对于记忆

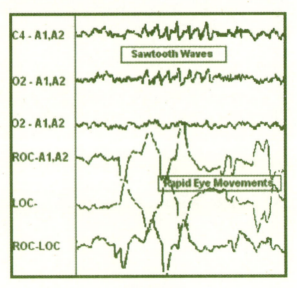

速眼动睡眠

有重大影响，在速眼动睡眠发生阶段，白天获得的信息被转化为长期记忆。在大脑发育速度极快的婴幼儿时期，速眼动睡眠所占的比例很高是因为速眼动睡眠可以刺激大脑的发育，性激素的生成也是受到了速眼动睡眠的影响。

我们要想跑得更快，可以通过反复练习来提高速度，通过坚持不懈的努力最终会达到目标，但睡眠不是这样，我们躺在床上努力想让自己入睡，但这种努力却得不到相应的回报，睡眠只有在我们身心放松的状态下才会主动出现。

　　因此，为了不受失眠的困扰，我们要学会如何应对失眠所引发的各种症状。

2

失眠症

머리가 좋아지는 수면

⊙ 失眠不是病吗？

很多人都在受着失眠的折磨，来睡眠科门诊看病的患者有很大一部分是为了治疗失眠而来。

失眠指的是难以入睡或睡眠中频繁醒来导致睡眠不足，从而对第二天的活动造成负面影响。

失眠为多种医学疾病所表现症状的一种。在抑郁症的诊断标准中就有失眠这一项，根据调查研究，伴有失眠的抑郁症患者其自杀倾向更高，若失眠症状持续一年后，由失眠演变成抑郁症的概率很高。在焦虑症患者中也常见到失眠症状。失眠还出现在患有帕金森症、哮喘、甲状腺功能减退、肾衰竭、糖尿病、关节炎等疾病的患者身上。

因此与其说失眠是一种病的名称，倒不如说它是一种疾病症状，就像咳嗽一样，咳嗽并不是疾病，它只是感冒、肺炎等各种疾病所引发的症状。

当出现失眠这种症状后，我们必须接受专业人士正确的诊断和治疗，如果失眠不是之前所提到的疾病引起的，那么就要根据实际情况将失眠分为精神生理性失眠、不当的睡眠卫生、突发性失眠等，然后再对症治疗。

⊙ 如果不睡觉会出现什么情况？

失眠症患者十分担心自己会因无法入睡而影响第二天的重要工作，那么如果不睡觉到底会发生什么？

我们再来看一下前面提到的急性睡眠剥夺实验，以实验方式确认的数据中最长的不睡记录为264小时，这期间精神和行为的变化被记录了下来，睡眠被严重剥夺后情绪上会出现波动和急躁，9天后出现了类似幻觉和妄想这样的精神疾病症状，实验结束后的自然睡眠时间要比睡眠剥夺时间短很多，仅有15个小时。从实验结果可以看出，如果人为地剥夺睡眠，大脑功能会出现严重障碍，另外恢复性睡眠并不需要与失去的睡眠相等的时间。

但是，睡眠剥夺实验的结果不能照搬在失眠症患者的身上。在实验中被试者尽量不让自己入睡，不睡觉是人为造成的，①而失眠症患者是想让自己入睡，会尽量减少有碍睡眠的外部刺激。尽管如此失眠症患者仍感到难以入睡，但如果此时进行多导睡眠监测，会发现大脑已经出现了睡眠脑电波，这种情况被称为"异相失眠症"。

②所以，失眠症患者不是完全睡不着，急性睡眠剥夺实验中出现的

精神症状和身体异常不会原封不动地发生在失眠症患者身上。

　　刺激调节疗法是一种治疗失眠的行为疗法，它要求患者没有睡意时就不要躺在床上，这段时间可以待在卧室以外的地方，将室内照明尽量调暗，可以看书或听些安静的音乐，等待睡意的到来，感觉瞌睡后再上床睡觉。很多患者一听这种治疗方法，就会担心万一睡意迟迟不来第二天就糟了，但是这种刺激调节疗法不同于急性睡眠剥夺，它不是让人拼命打消睡意，只是让患者在没有睡意时就不要躺在床上，等到犯困了再睡不迟，因此它不像急性睡眠剥夺那样强迫自己保持清醒状态［大部分的失眠症患者即使不感到犯困，也会以"好累啊，是不是得病了"等理由让自己躺在床上，此时大脑会出现本人无法察觉的短暂睡眠（微型睡眠）］。

　　当我们因为观看体育赛事直播、与众多好友相聚一堂、准备重要考试而奋战一宿后，第二天身体会出现何种反应？由于熬了一夜，虽然身体多少会有些疲劳，但并不觉得犯困，心情反而更好，于是这种生理现象被用来治疗抑郁症（抑郁症患者在住院的第一天会被要求不睡觉，这样第二天就能有一个好心情，治疗效果马上显现出来），熬完夜后的第二天和平时没什么两样，反而能在情绪更佳的状态下开始一天的工作，熬夜也不会影响人的判断力和注意力（在之前提到的急性睡眠剥夺实验中也未观察到身体在最初的24小时内有明显变化）。

　　吃完午饭后的下午2～3时是生理上最困倦的时间，熬了夜的人很难在这段时间抵挡住睡意来袭。

　　因为一夜未睡，身体急需补充睡眠，昼夜节律会加重困倦程度，这段时间内可以睡个15分钟左右的午觉，睡完午觉后也就度过了最困难期，等到下午5时，昼夜节律中的觉醒度又开始提高，这时便不觉得犯困。

过了晚上9时倦意又重新袭来，此时入睡便可睡得很香，但要是仍不感觉困倦，当然还是没有必要躺在床上强迫自己入睡。严重的失眠症患者只要午觉时间不太长，晚上也同样能美美睡上一觉。

⊙ 有没有能让睡眠自然到来的生活习惯？

睡眠专家在为患有睡眠障碍的患者做治疗时，一定会问患者的入睡方式，例如睡觉之前做什么或为了入睡做过什么尝试之类的问题。

失眠症患者为了战胜失眠，会根据想象开发出属于自己的独特入睡方式，但往往这些努力反而会适得其反。

如果入睡方式得当，完全符合自己的实际情况，自然会产生良好的效果。

就像我们在做任何事之前都会穿上与之相符的服装一样，在睡觉前也是一样，换上一套舒适的睡衣是在向自己暗示入睡时间已到，让身体出现一种条件反射。

有些人还会用精油来诱导睡眠，精油除了自身具有舒缓放松的效果之外，还起到条件反射的作用，能将我们的身体和精神都切换至"睡眠模式"，如果是因为身体紧张（全身肌肉僵硬）而难以入睡，可以在入睡前30分钟做一些伸展运动，让肌肉得到放松。

⊙ "开始入睡"这句话对吗？

　　"躺在床上开始入睡"这句话我们似乎曾在小说或散文中见过，从语法上看这句话没有问题，但对于失眠症患者来说这句话就有一定问题。

　　关灯躺在床上是睡眠的第一个步骤，为了入睡必先要创造出合适的环境，灯熄灭后光的刺激减少，大脑中褪黑素的分泌增加，躺在床上会令身体肌肉的紧张度降低，自律神经的活跃度也会降低，这些都会加速睡意的到来。此外，还有条件反射在起作用，老是关灯躺下然后入睡，我们的大脑对此会很熟悉，因此一旦睡眠环境形成，睡眠诱导中枢便很活跃，睡眠于是到来。

　　那么为什么说"开始入睡"对于失眠症患者来说是一种错误的表达呢？这是因为失眠症患者躺在床上也想入睡，但却难遂心愿，睡眠不可能说开始便开始，越想入睡反而越睡不着。

　　失眠症患者如果连续好几天没睡觉，身体虽困倦到极时，睡意却始终无法到来，由于不知道自己还能做些什么，只能选择"躺在床上尝试入睡"。

　　前几天没睡着的经历会令他们十分担心这一次能否入睡，因此对于失眠症患者来说，躺在床上就等于要在大庭广众之下进行演讲，"要是搞砸了怎么办，这次死定了"之类的想法充斥于大脑，躺在床上闭上眼睛后，如果还是感觉不到睡意，焦虑情绪便会出现，身体肌肉不要说放松，反而会因为焦躁情绪而变得更僵硬，大脑不停地思考着要是今晚再睡不着明天该怎么办的问题，内心越来越忐忑不安，这么躺在床上只会带来更多的苦恼和烦躁，由于总觉得始终保持一个姿势会让睡意更快到来，但长时间保持同一姿势又会让身体各部位变得酥麻酸痛。

最终还是会变换姿势，实在不行就起床喝口水或去趟洗手间。

睡眠良好的人只要躺在床上，睡眠便以条件反射的形式到来，失眠症患者躺在床上也会出现"条件反射"，只不过会表现为焦虑和肌肉紧张，对于失眠症患者来说，躺在床上这一行为会诱发出与常人完全相反的生理反应。

如果不瞌睡就不要躺在床上，取而代之的是进行一些轻微刺激和适当的脑部活动，比如读书、拼图、聆听安静的音乐，随着精神上疲劳的逐渐堆积，我们便会在昼夜节律的作用下感到困倦，此时再躺在床上便能轻松进入梦乡。

⊙ "一日之计在于晨"没错吧？

我们都知道每天是从早晨开始的。

如果我们不能在早晨规定的时间内起床，当天所有的日程都要向后推延，有些事情甚至干脆无法完成，另外就算我们能准时起床，但如果出现全身酸痛、脑袋昏沉、精力无法集中，当天工作起来就会痛苦不堪。

要想有一个美好的早晨就必须有一个好的睡眠，我们通过睡眠能缓解堆积在身体的疲劳、储存或部分删除白天获得的信息，就像我们随身携带了一整天的手机，回到家中我们要将它插上充电器来充电，我们的身体也同样需要"充电"。

如果在身体充电过程中因为呼吸不正常（睡眠呼吸暂停症）而没睡好，或因腿部问题（不宁腿综合征、周期性肢动症）无法入睡，就很难期待第二天会有一个美好的早晨。因此我们要积极地找寻并消除那些妨碍睡眠的因素。此外，为了能获得一个好的睡眠节律，我们一定要按时入睡和起床。

⊙ 要是周边道路的噪音引起失眠，该如何应对？

在睡眠状态下人对于听觉和触觉上的刺激最为敏感，噪音肯定会妨碍睡眠，即便噪音不能把人唤醒，睡眠质量也因此降低。对噪音的敏感度会因人而异，有些人在嘈杂的环境中也照睡不误，而有些人只要周围稍有动静便会醒来。

如果是因为道路噪音导致失眠，首先要积极地阻挡噪音，安装上隔音窗，紧闭窗户，还可以使用能阻隔噪音的耳塞。在大多情况下人们会逐渐适应噪音，长期居住在机场周围的人在某种程度上就已适应了噪音，但也有人很长时间也无法适应，倘若真是如此，那唯一的解决方案只能是搬家。

⊙ 适当的噪音有助于入睡吗？

周围太吵会让人难以入睡，这一点没人会否认，30分贝左右的噪音会妨碍人们入睡，如果噪音更大，人们干脆无法入睡。

但也有人因为太过安静而无法入睡，较为敏感的人要是听不到任何声音，反而会感到不安，因此让这些人听一些毫无意义但以一定规律重复的声音（白噪声，white noise）可以助其入睡，因为熟悉的声音或可预测的声音不会让人产生紧张感。

与之相反，中断和响起无规律可循的声音，如汽车引擎发动声、救护车鸣笛声等声音会刺激神经，让人难以入睡和容易被唤醒。

⊙ 要想晚上睡得香，准备工作应在白天进行吗?

让失眠症患者感到抓狂的是，越想好好睡一觉，睡眠却越远离自己。

本想奋力抓住飘浮在空中的羽毛，却没想手臂带出的风将羽毛吹得更远，如果静静等待，羽毛反而缓缓落下，这时只要伸出手掌便可接住羽毛。受尽失眠折磨的人为了让困意产生会尝试运动或喝酒，甚至躺在床上数羊，可这些努力似乎都不太管用，挫折感便油然而生，整个人处于愤懑和烦躁状态中，这样一种为入睡所做的努力其实和伸手抓羽毛并没有什么区别。

如果非要为入睡做点什么，那也不应该在晚上进行，必须是在白天做好准备，虽然受失眠困扰的时间是在夜晚，但失眠是一个24小时都存在的问题。

大部分的失眠症患者都相信"睡眠不足会让人疲惫"，并且相当数量的人觉得自己身体虚弱，于是他们便不怎么运动，甚至会整天躺在床上，这种情形下外出次数当然会减少，白天也很少见到阳光。

我们之所以需要晚上睡觉，是因为我们的大脑要对白天的活动进行整理，消除堆积在身体上的疲劳，从而让我们精神抖擞地应对第二天的事务。但如果白天不怎么活动，无论精神还是肉体都不会感到疲劳，甚至仅有的一点疲劳还可能会因午觉而消除。如此一来到了晚上睡意降临的概率会更低，所以说只有白天的活动正常，夜晚的睡眠才能正常。

由于失眠的关系，即便白天有些困也不要躺下，也不要坐在沙发上将脖子后仰，虽然感觉四肢无力，但还是要集中精力做一些简单的事情，可以去室外晒一小时的太阳，晒太阳会完全抑制褪黑素（睡眠诱导激素）在白天的分泌，到了晚上褪黑素的分泌就会更旺盛，这和黑色旁的白色会让黑色看上去更黑是一个道理。

到了晚上如果睡意还没有来临，就不要强迫自己入睡，最重要的是为了夜晚的睡眠要在白天养成良好的习惯。

⊙ 为什么说在阳光下散步能缓解失眠症状？

有句话必须要告诉失眠症患者，"请在白天明媚的阳光下走上一小时吧！"

步行有助于增强心肺功能，按照一定的速率走上20分钟，受到刺激的肌肉和末梢神经会刺激我们的大脑，体内从而分泌出β-内啡肽和多巴胺等激素，这些快乐荷尔蒙算是对步行的一种回报，结果我们会越走心情越舒畅。失眠症患者由于失眠引起的焦虑和睡眠不足，整个人处于一种委靡状态，通过散步获得的快乐荷尔蒙能让患者敞开心扉，精神更加饱满。

在阳光下散步能将身体充分曝露在阳光的照射下，这样白天的褪黑素分泌便被完全抑制，被储存下来的褪黑素到了晚上的分泌时间，会在短时间内大量分泌，这十分有助于我们快速进入深度睡眠。

白天若因为困倦而无法处理重要事务或是想让大脑清醒一下，可以选择短时间的散步，5分钟散步与2杯咖啡所起到的觉醒效果是相同的，在散步过程中身体各部位肌肉开始紧张，交感神经变得兴奋，由于交感神经的兴奋能让大脑从睡梦中觉醒，于是瞌睡被赶跑，大脑处于清醒状态。如果白天犯困或午觉导致您夜晚无法熟睡，那您在白天一定不要忘记"在阳光下散步"。

⊙ "喝下10杯咖啡也能睡得很香"，这是真的吗？

因为失眠而前来就诊的病人经常被问到是否喝咖啡、绿茶、红茶、可乐等含有咖啡因的饮料，大部分人自出现失眠症状后便很少喝这些饮料，但也有人每天仍保持至少喝3杯咖啡的习惯，如果劝说他不要再喝咖啡，得到的回答却是"之前我一天喝10杯也能睡得很香，咖啡与失眠扯不上关系"。

的确有些人在晚上喝完咖啡后并不觉得入睡困难，这是因为每个人对咖啡中咖啡因的分解能力有差异，长时间摄入大量的咖啡因，身体便会对咖啡因产生耐受性。

我认识一个人每天能喝下30杯咖啡，此人从事房地产中介工作，他说自己每接待一名顾客就会喝上一杯咖啡，如此说来咖啡真的不会对睡眠产生影响吗？

根据"通过多导睡眠监测来观察摄入咖啡因后的睡眠质量"这项研究，咖啡因的摄入会造成睡眠中慢波睡眠的比例减少，浅度睡眠比例上升，人会频繁醒来，当事人在摄入咖啡因后虽然没觉得睡眠有问题，但从客观的角度来看睡眠的质量明显降低。

尤其对于失眠症患者来说，本身觉醒倾向就很高，上午喝的一点咖啡会让体内残留一定量的咖啡因，咖啡因会妨碍腺苷对大脑睡眠中枢所起的作用，因而患者会感到难以入睡。

我曾见过一名患者在戒掉咖啡后又改喝起绿茶，因为他觉得绿茶有益健康，其实绿茶和红茶中都含有咖啡因，如果感到入睡困难，就一定要远离这些含有咖啡因的提神饮料。

⊙ 为什么有规律的饮食有助于改善失眠？

有规律的生活习惯对于任何病症的治疗都有好处，这句话的正确性不容置疑，我们的身体有着自身的生理节律，并时刻按照这个节律运转，没有节奏和规律的世界是无法想象的。

对我们身体的节律产生影响的因素有几种，其中之一便是阳光，当身体暴露在明媚的阳光下，体内的生物钟便会重新调整。饮食节律也会对我们体内的生物钟施加影响，食物在进入体内后，我们的身体必定会对其做出反应，即便我们喝下一杯水，体内的酸度※也会发生变化。

饮食节律中的早餐时间尤为重要，早餐的英文为breakfast（break + fast，break：中断，fast：禁食），其含义为要打破一晚上的禁食状态。吃完早餐后一直处于休眠状态的消化器官开始工作，体内分泌出消化酶，血糖上升，大脑得到充足的能量供给，吃完早餐意味着我们的大脑为一天的活动做好了准备，随着大脑的活跃和运动量的增加，一天也就正式开始了。

※酸度，acidity中和100克试样中的酸性物质所需要的OH⁻的物质的量用毫摩尔做单位的数值被称为酸度。

何时吃晚餐要取决于我们身体的休息时间，吃完饭后要保证消化器官至少有2小时的工作时间，这段时间内人体会忙于分泌消化酶和吸收养分后向肝脏和肌肉输送，如果在睡前1小时就餐便很难睡踏实，我们的大脑需要进入休息状态，可我们的身体还处于工作状态。

很多病的产生都是因为我们违背了事物的基本规律，若能遵循这种规律，病因便会被根除。

⊙ 睡觉前洗个热水澡有助于睡眠吗?

失眠的主要症状表现为难以入睡，洗个热水澡能有助于睡眠。很多人都有过洗完澡后感到困乏的体验，正因如此，现在的洗浴中心内都设有休息大厅。

洗完热水澡后容易犯困的原因有很多。首先我们身体浸泡在热水中会让肌肉放松，身体的紧张度减少，很多受失眠困扰的人就是因为过度紧张而无法入睡，老是睡不着的人只要一躺在床上就会感到紧张，快到入睡时间时会更难以克制这种紧张情绪。此外，因白天工作产生的紧张也导致晚上入睡困难，这个时候如果将身体泡在热水中，紧张感便会被释放，入睡也就变得容易。

在热水中浸泡20分钟以上，深部体温（身体内部的体温）会上升，洗完澡从浴室出来后会感觉身体发冷，深部体温从上升的状态转为下降，洗热水澡能让深部体温以较大的幅度上升和下降，最重要的是能让深部体温出现下降过程，因为根据生理节律，在深部体温降低的时候最容易产生深度睡眠，所以深部体温的上升和下降便起到了催眠的效果。

⊙ 声称能治疗失眠的音乐真的有效吗?

备受失眠煎熬的人在互联网上搜索相关失眠资讯时，很容易看到一些声称能帮助入睡的音乐CD，这些音乐分为自然界声音和古典音乐等多种类型，大部分是美国出品的。

这些音乐真如制作公司宣传的那样能治疗失眠吗？其实制作公司这么说只是出于宣传需要，并不会提供具体的证据，通过对医学刊物的搜索，也没发现有任何一篇论文证实音乐有助于睡眠，因此目前还无法就这一问题给出确切的答案。

当然有些人的确将音乐作为一种催眠手段，这些人一躺在床上就思绪万千，无法入睡，听音乐会将注意力集中在音乐本身，从而减少杂念的产生，这样便能达到入睡的目的，这也属于一种认知行为疗法。

但是我们也不能光看到听音乐入睡所带来的好处，在音乐声中进入睡眠状态后，仍在播放的音乐会持续刺激着我们的大脑，这种情况下我们一整夜都难以进入深度睡眠。

⊙ 无论再疲惫也没有睡意，这是怎么回事?

因为压力过大而患上失眠症的人会抱怨"身体疲惫得要命，却怎么也睡不着，这样下去会不会得什么大病"，疲惫和困倦按说应该是同时出现的，可很多时候并不是这么回事。

但是人们总习惯于将疲惫和困倦画等号，于是在没有睡意的情况下就通过运动让身体变得疲惫，想用这种方式来达到入睡目的。

　　一般情况下人体感到疲惫就会产生倦意，白天适当的身体活动会让精神上的疲劳堆积起来，从而产生睡意，这里所说精神上的疲劳不同于极度的不安或紧张，比如我们白天在图书馆学习和记忆一些新的知识、看到或听到之前从未经历过的场面或故事，这些必须通过大脑的休息来进行消化整理的活动增多后，我们的精神就处于疲劳状态，需要用睡眠的方式进行恢复。

　　但白天单调的工作、人际关系的压力、为了工作顺利推进而殚心竭虑，这些都让精神处于高度紧张状态，如果长时间接受这种刺激，即便下班后回到家中，精神上的紧张程度仍不会降低。白天的工作不仅让身体很疲惫，也让大脑无法集中注意力，烦躁和紧张情绪让睡意无法到来，更有甚者服下安眠药也无济于事，入睡成了一种奢望。

　　此时可采取①舒缓肉体和精神紧张的放松疗法来帮助入睡，另外②睡觉前（距离睡觉时间至少还有5小时）进行1小时的运动可以缓解肉体和精神上的紧张。

⊙　"我总觉得睡眠很差，可丈夫却说我睡得很香"，到底
　　该相信谁呢？

　　曾经有名妇女来门诊诉苦说自己的睡眠很差，可一同前来的丈夫却说根本没这回事。

　　到底该相信谁的话？

　　这名妇人说自己需要2小时才能入睡，睡眠时间不到4小时，躺着的时候周围的声音全能听得到，大脑会不停地想事情，因此她觉得自己的

머리가 좋아지는 수면

睡眠质量很低，担心这样下去会得什么大病。

可在一旁的丈夫看来，她一躺下不到10分钟就能入睡，每天的睡眠时间也达到了7小时。

于是我们对这名妇女进行了多导睡眠监测，结果发现她在15分钟后进入睡眠状态，总睡眠时间为7小时，中间虽偶尔会醒来，但情况不算太严重，只是睡眠中α脑电波所占的比例要比正常人高得多。

这种情况被称为异相失眠，在过去也被称为"错觉性失眠"，之所以这么称呼是因为明明睡着了，但本人却感受不到。现在人们不再使用"错觉性失眠"这一名称，是因为患者的主观感受更为重要，应属于失眠的另一种表现形式。由于主观感受和客观所见不相符，我们便称其为"异相失眠"。

向患有异相失眠的患者展示多导睡眠监测的结果，让他们知道实际睡眠状态并没有想象中那么差，这对病情的治疗很有帮助，与此同时，为了全面降低紧张程度和诱导脑电波产生变化，其他治疗手段也不可缺少。

⊙ 我天生睡眠就浅吗？怎样才能进入深度睡眠？

有人抱怨说很小的声音也能吵醒自己，之后便再入睡，当问他何时开始出现失眠症状，他回答说年轻时就开始了，还说自己天性敏感，白天鸡毛蒜皮的小事也会在晚上入睡时想起，越想就越睡不着，自己的父母和兄弟也同样睡眠较差。看来睡眠倾向也受遗传的影响，有些人天生就具有睡眠好的体质，而有些人则天生睡眠较差。

那么天生睡眠差的人该做些什么呢？

在失眠症治疗中睡眠卫生很重要，正常人要重视这个问题，而天生睡眠差的人就更不能忽视，这些人只要稍不注意睡眠卫生，就很容易掉入失眠的痛苦深渊中。

另外在治疗失眠症状的过程中，一定要摒弃喝酒或睡午觉等不良的睡眠卫生习惯，所以说失眠是一种顽症，克服起来相当不容易。

无论何种疾病预防是关键，失眠也不例外，保持好的睡眠卫生是最有效的预防措施。一定要按时入睡和起床，其中按时起床尤为重要。就餐时间也要有规律，就餐就意味着人体消化器官的运作开始，而消化节律是我们可以人为控制的一种身体节律。我们还要减少精神负担，思想压力如果过重，可以通过放松疗法来减轻压力。

⊙ "虽能很快入睡，可凌晨三四时钟就会醒来，之后再难入睡"，"白天干活没有积极性，总是顾虑重重"，遇到这种情况该怎么办？

虽能很快入睡，可早上醒得很早，和难以入睡一样，这也是很痛苦的事，因为醒来后躺在床上并会无事可做，很早醒来后再难入睡也属于失眠症状的一种。

如果遇到这种情况首先要考虑一点——年龄，年纪大的人其生物钟系统会出现衰弱，一躺在床上就能睡着。虽然老人睡得早，但醒得也早，因而总睡眠时间仍保持不变。

其次要想想自己是否摄入了酒精，喝完酒后的最初反应为中枢神经系统受到抑制，于是产生困意，但酒醒后酒精对中枢神经系统的抑制作用便会失效，人就会醒过来，通常酒醒时分为凌晨三四点钟。

　　如果不属于上面两种原因，就有必要怀疑自己是否已患上抑郁症。抑郁症的一个特征是醒得很早，抑郁症患者的睡眠情况与老人很相似，睡眠时间会整体前移，睡得早醒得也早，在睡眠的初期就会大量出现速眼动睡眠。如果感觉自己对任何事物提不起兴趣，心情极度郁闷，那就很可能患上了抑郁症。抑郁症和失眠症的关系非常密切，人在患上抑郁症之前首先会出现失眠症状，抑郁症的诊断标准中包含了失眠这一项，如果抑郁症患者的失眠症状能得到改善，抑郁症的治愈速度也会加快。

　　由于很早醒来也属于睡眠障碍中一种重要的表现症状，因此患者要及早向专业医疗机构求助，接受专业的诊断和治疗。

⊙ 是抑郁引发了失眠，还是失眠引发了抑郁？

　　因睡眠障碍而来睡眠门诊看病的患者中，有很大一部分人都患有程度不等的抑郁症，要是仔细分析抑郁症的诊断标准，会发现抑郁症、失眠症这两者的关系密不可分，90%的抑郁症患者都存在着失眠症状，另外根据一项以失眠症患者为对象的调查，其中35%患有精神科疾病，15%患有抑郁症。

　　那么是抑郁引发了失眠，还是失眠引发了抑郁？很难追究这两者的先后关系，根据众多抑郁症患者的口述，他们在正式患上抑郁症之前便已受着失眠的折磨，如果失眠症状持续2周以上，1～3年内演变为抑郁症的概率很高，也就是说失眠其本身会诱发抑郁症，如果早期抑郁症患者能够对失眠症状进行治疗，增加白天的活动量，抑郁症便能得到及早治愈。

　　受抑郁症困扰的患者经常说自己睡不着觉，尤其一大早醒来后更是睡不着，还说自己多梦，而且对梦的记忆十分清晰，总而言之一句话，就是睡眠质量低，睡得不踏实。这与抑郁症患者体内神经传导物质的不均衡有密切关系，抑郁症患者体内的血清素、去甲肾上腺素等浓度较低，胆碱性神经传导物质的敏感性较高，抗抑郁剂能够恢复体内激素的平衡，从而缓解抑郁和失眠症状。

⊙ 焦虑和失眠，哪个在先？

　　焦虑症也和失眠有着千丝万缕的联系，焦虑症是指以焦虑为主要表现症状的症候群，又分为广泛性焦虑症、创伤后压力心理障碍症、强迫性精神障碍、恐慌症。

　　患有这些症状的人中有很大一部分说自己患上了失眠，他们的身体和心理都处于极度紧张的状态，因此到了晚上紧张程度也不会降低，难以入睡，睡着后也会频繁醒来。

　　一项以1014名13~16周岁的青少年为对象的调查发现，10.7%的青少年符合失眠症的判定标准，17%符合焦虑症的判定标准，尤其青少年很容易将对失眠的担心转化为焦虑症，失眠症的发病率是单纯恐惧症的3.2倍，是强迫症的6.8倍，73%的人在患上失眠症后又会患上焦虑症。从这项调查可以看出，焦虑症是人体对于失眠所产生的生理性反应，简而言之就是因为没睡好而担心，如果失眠引发的焦虑反应屡屡出现，这种行为模式被称为"条件化"，本想躺下入睡，可脑子里总在担心万一睡不着该怎么办，这种焦虑只会使自己的入睡变得更加困难。

　　因此，在失眠症治疗中减轻焦虑症状是一种重要治疗手段，对睡眠有问题的人说放松心情之类的话起不到什么帮助，因为他们已经无法凭借自身的意志来控制内心活动，正因为无法控制才会出现焦虑、失眠等症状。

⊙ 难以摆脱的周一综合征，为何会出现，如何去克服？

　　在职场打拼的人们肯定都同意周一工作效率较低这种说法，细细分析其原因，会发现上班族通常周日晚上睡得较晚，周一却因为上班一大早就起床，结果睡眠时间得不到保证，自然会感到困倦。

　　周日睡得晚的原因是周日睡了懒觉，按一周工作5天来计算，周六白天睡懒觉或午觉，晚上就会很晚才睡，周日便会睡懒觉，这样一来晚上又会很晚才睡，结果周末的入睡和起床时间完全不同于周中，整个睡眠—觉醒节律便产生紊乱，这即为周一综合征的成因。

　　那么该怎样预防周一综合征呢？首先应思考一下为什么会在周日睡懒觉或睡午觉，一般情况下是由于周中的睡眠时间不足，这种情况被称为睡眠不足症候群（insufficient sleep syndrome）。人们总试图用闲暇的周末时间来补充周中不足的睡眠，但每个人一周的总睡眠时间是固定的，如果老是用周末的时间来补觉，周一综合征必然会出现。

　　可行性办法是要保证周中的睡眠时间，虽然每人的睡眠时间会有差异，但基本上要保证8小时睡眠，另外周末的作息时间也要与周中保持一致，这样周末时间的利用会更有效。我们每个人每天只有24小时，一周只有7天，因此睡眠时间都是固定的，最好还是不要在周中欠下睡眠债吧，要知道周末时间的宝贵性也不亚于周中，并且睡眠和觉醒是一种节律，周末的懒觉和午觉会将好不容易建立起来的睡眠—觉醒节律完全打乱。

⊙ 只要下狠心就一定能克服失眠吗？

　　让失眠症患者感到苦恼的不仅是难以入睡，还有睡不着觉时那种束手无策的痛苦。过了午夜时分仍迟迟没有睡意，一旁的伴侣却已酣然入睡，自己仰面躺在床上，时间一长感到腰酸背痛，本想翻个身，可又担心这么一动会赶跑仅有的一丝睡意，于是整个人陷入了左右为难的境地，过不多久便开始生闷气，心里嘀咕着"这样的日子何时是个头"。

　　好不容易睡着了，可中间还会醒来，或者在凌晨4时就会醒来，这么一折腾谁也受不了，一躺在床上就会担心万一睡不着觉第二天可怎么办，可越想脑袋越清醒，整个人睡意全无，这种状态会一直持续到第二天天明。

　　像这样饱受失眠困扰的患者只能被动地忍受。

　　如果我们想跑得更快，平时可以多加锻炼，经过一段时间的刻苦练习，终有一天会达到目标，可睡眠却和这是两码事，光是努力并不能使睡眠变得更好，躺在床上努力想睡着的行为反而会赶走睡意，因为睡眠只会在身心放松的状态下才会到来，用力过猛则适得其反，大部分人都是被动地接受失眠症状。

　　但也有能积极调控睡眠的方法，这便是"睡眠卫生"。睡眠卫生是一种为能拥有更好睡眠而在清醒状态下的行动方针，如果能控制好睡眠卫生，我们就能掌控自己的睡眠。

　　在无法产生睡意时我们可采取积极的措施来应对。

　　首先若不感到瞌睡就要离开床铺，之前曾提到没有睡意是一种痛苦，没睡意还躺在床上更是苦不堪言，躺在床上并不能保证睡得香，只会造成睡眠越来越浅的局面，所以说躺在床上对睡眠并没有帮助。

　　躺在床上准备入睡，可怎么也睡不着，这时可起床来到客厅或其他房间，将室内灯光尽量调暗，听一些安静的音乐或看书，虽然这么做的目的是在等待睡意的降临，但也算有效地利用了这一段时间，睡觉并不是我们人生的目的，当然我们也无须刻意减少睡眠，而是我们要更有效地利用这段没有睡意的时间。不要幻想很快就能将失眠症根除，重要的是如何去克服失眠所引发的种种困难。

大部分人觉得睡眠时间只能用于睡眠，除此之外没有任何用途，并不清楚还能在这段时间内做些什么，于是当凌晨两三点钟醒来睡不着时便会产生焦躁情绪，但如果能将这段时间贴上合适的"标签"，充分利用起这段时间，那么焦虑情绪便无从产生。

每个人的生活方式都不同，人的一生也不可能始终保持同一种生活方式。婴幼儿的睡眠时间较长，白天也总睡觉，但到了青少年阶段，睡眠时间减少，作息时间开始固定，在不同的成长阶段就会有与之相符的睡眠状态。

当然也不能据此就说失眠是正常现象，只是我们需要根据具体情况来转变过去对睡眠的认识。如果睡眠开始变差，我们真没有必要老惦记着之前酣然入睡的场景，为无法再回到从前而苦恼不已，只要我们能自如地应对各种睡眠困难，情况就一定能好转。

⊙ 长期服用安眠药会患上痴呆吗？

所有失眠症患者的最大愿望是不吃药也能安然入睡，尤其是不吃"毒性"较大的安眠药，他们担心自己长期服用安眠药会出现中毒或痴呆症状，那么睡眠专家们是如何看待安眠药的呢？

对安眠药有深入研究的两名学者就安眠药的使用展开了激烈的争

论，反对使用安眠药的学者认为安眠药起不到治疗作用，它会降低人的认知功能，老人们服用后会肌肉松弛，很容易因此摔伤。

而另一方持赞成意见的学者认为大部分患者很少会因为对安眠药的依赖而提高服用量，新上市的安眠药几乎不发生残留现象，对记忆力和肌肉的影响也可忽略不计，因此长期服用也很安全。

一提到精神类药物，尤其是提到安眠药，很多人的印象还停留在自20世纪50年代开始使用的苯二氮卓类安眠药，这种安眠药在体内停留的时间较长，第二天白天还残留在体内，这种药物会让头脑昏沉、生理及心理上出现戒断反应，一旦服用便很难停下，但最近新推出的安眠药作用时间短，对认知功能所造成的影响几乎可忽略不计。

但是，长期服用安眠药以及"用服药来帮助入睡"的治疗方法不值得提倡，只有当出现了因一时压力过大所造成的短期失眠、倒时差所引起的失眠，或老人的睡眠—觉醒节律出现紊乱时，才可适当服用作用时间短且不会残留在体内的非苯二氮卓类安眠药。

睡眠专家在对患者的睡眠问题做出正确诊断后，最好只将安眠药作为包括了失眠认知行为疗法在内的综合性疗法的一种。

⊙ 吃了安眠药后会出现梦游，这是真的吗？

曾经有报道说有人服用安眠药后会在睡着的时候起床做出一些奇怪的举动，在睡眠状态下起床四处走动的现象叫做梦游症（sleep walking，睡行症）。梦游症的症状会表现为暴食、打电话、修理电器，甚至会开汽车，这些行为会让身边人大为迷惑，但本人却毫无印象，即便能回忆，回忆内容也仅限于一部分。

梦游常见于青春期前的儿童身上，一般随着年龄的增长，大脑发育健全后这种现象会自动消失，无须刻意担心安全问题或使用特殊药物来治疗，但是如果成年人因服用安眠药而出现梦游，便有可能会伤及自己或他人，这时要特别注意。

　　那么为什么在服用安眠药后会出现这种症状？会诱发梦游的安眠药其特征为作用时间短，具有2～5小时短暂半衰减期的安眠药能诱发睡意，到了早上起床时间在血液中的浓度会急剧降低，不会产生大脑昏沉和瞌睡等副作用，所以各个制药公司都将精力放在了作用时间短的安眠药研发上。

　　但是，短暂半衰减期的缺时是让大脑进入了不完全睡眠状态，大脑的某个部位虽然受安眠药的作用而入睡，其他部位却会因安眠药的浓度降低而觉醒，这部分大脑就会令入睡者起床进行活动，由于另一部分大脑还处于入睡状态，所以对这段时间的行为不会产生记忆。

　　那么我们该如何面对这个问题呢？实际上很少有人会因为服用安眠药而出现梦游，从体质上说每个人的反应都有差异，因此如果在服用安眠药后出现不适症状，一定要停止服用，经过与主治医师的交流，选择作用时间长的安眠药也不失为一种有效办法。

　　改服药物后若仍出现梦游症状，则需要考虑其他几方面因素。首先要确认是否患有妨碍睡眠的其他睡眠疾病，最常见的为阻塞性睡眠呼吸暂停症，在睡觉状态下若呼吸不畅便会频繁醒来，如果老是频繁觉醒，就会出现不完全觉醒，从而引发梦游等类似行为。另外患有周期性肢动症的人也会因睡梦中的踢腿而觉醒。如果疑心自己患有这些病症，则需要接受多导睡眠监测的准确诊断，以便于及时治疗。

　　白天若喝入太多含有咖啡因的提神饮料，即便晚上吃下安眠药进入睡眠，由于咖啡因的作用也会在夜间醒来，在睡前喝酒也会出现相同情况，酒醒后即从睡眠中醒来，因此不喝含有咖啡因和酒精等妨碍睡眠的饮料可以防止在服用安眠药后出现梦游症状。

⊙ 必须得吃褪黑素吗?

从海外旅行归来的人常带回一种药,确切地说应该是"保健食品"——褪黑素,查阅褪黑素的说明书会发现其中有"改善睡眠"的字句,因此它也被人们买来当做礼物送给那些深受失眠折磨的亲戚朋友们。

褪黑素到底有什么作用呢?首先褪黑素作为我们大脑松果体所分泌的激素,在昼夜节律的作用下会于夜间集中分泌,当亮光通过视神经传递至体内,褪黑素的分泌便受到抑制,因此褪黑素是名副其实的"夜间荷尔蒙"。

午后服用褪黑素会让人感到困倦,因而褪黑素可用于治疗因时差引发的失眠。受失眠困扰却又十分排斥安眠药的人之所以服用褪黑素,主要因为它不具有"毒性",而且还是一种防止衰老的健康食品。

然而美国的医生不会轻易将褪黑素开成治疗失眠的处方,韩国国内也正式禁止对其进口和销售,由于褪黑素不是药,属于健康食品,美国国内对其的审查标准和管理比药品更严格,所以褪黑素至今还未进入生产和流通环节。

褪黑素大部分是合成的,也有少部分取自动物的大脑,但将从动物脑组织中提取的物质摄入体内,会有感染疯牛病的风险。因此,与其服用生产和管理都不规范的褪黑素,还不如服用经过药监局审查和医生开出的安眠药,这样效果和安全性都能得到保证。再有,最近推出的安眠药几乎已没有副作用,效果也相当不错。

最近一种作为褪黑素受体激动剂的催眠药物——瑞美替昂已经在美国上市,它能以更安全自然的方式为失眠患者提供帮助。

⊙ 酒是历史最悠久的安眠药吗？

　　因失眠问题而来门诊求助的患者肯定会被问到有关酒的问题，这些患者十有八九会回答曾尝试用酒精来催眠，女性会在睡前喝下一杯葡萄酒，最开始这种方法挺见效，但时间一长效果逐渐消失，要想见效就必须喝下更多的酒，由于担心这样下去会演变为酗酒，很多人最终还是放弃了这种催眠方式。

　　就像苯二氮卓类安眠药的药效一样，酒精对我们的大脑也起着同样作用，因此喝完酒后我们会感到困倦，入睡变得很容易，有过此种体验的人以后便会主动地找酒喝，所以自古以来酒就一直被人们当成安眠药。

　　但是前面也曾提到酒醒也就代表着睡醒，也就是说，喝完酒后血液中的酒精浓度较高时会产生倦意，但进入睡眠后，随着酒精的分解，血液中酒精浓度逐渐降低，此时觉醒机制便开始启动，让人从睡眠中醒来。大量饮酒后虽然很轻松入睡，但到了第二天凌晨3时左右便会醒来，去了一趟洗手间后需要二度入睡。

　　喝完酒后睡觉会令具有缓解身心疲劳功效的慢波睡眠和速眼动睡眠出现比例减少，因此这种睡眠不具有恢复功能。如果患有睡眠呼吸暂停症，酒精会让呼吸道周围的肌肉变得无力，气管变窄，呼吸暂停症状愈发严重，因此我们还有什么必要继续使用这种已有上千年历史的"安眠药"？采取认知行为疗法和服用不断改进疗效的安眠药才是医治失眠的正确方式。

⊙ 可以通过调整脑电波来治疗失眠吗？

　　睡眠首先发生于脑部，如果无法入睡就可以认为脑部出现了异常，来门诊寻求治疗失眠的人中有不少都表示能否给自己大脑照张相，以此来找出失眠原因，然而失眠原因并不能通过影像来确认。

　　若想找到与失眠有关的大脑异常，最好的办法是进行脑电波监测，看看在准备入睡时、入睡时、突然醒来时脑电波都会出现哪些变化，而多导睡眠监测的目的正在于此。

　　对失眠症患者进行多导睡眠监测，会发现患者躺下准备入睡时的脑电波较为反常，正常人在10分钟过后觉醒状态下常见的 α 波开始减少，θ 波逐渐增多，从而进入睡眠状态，可这种变化不仅没有发生在失眠症患者身上，反而在一段时间后，患者的大脑时而出现一定程度的 θ 波，时而又涌现出 α 波，让人难以入睡，即便进入睡眠状态，睡意也会因 α 波的出现而越来越浅，最终从睡眠中醒来，要是让这些失眠症患者回忆他们的睡眠情况，他们会说自己根本没怎么睡，周围的任何动静都听在耳中，发生了什么事也全然知晓。

　　如果某人在刚入睡之际或睡眠状态下出现 α 脑电波，则表明大脑的一部分仍处于觉醒状态，此人并没有完全进入到睡眠中，他的睡眠因此属于浅度睡眠，即便醒来也感觉大脑昏沉。

　　这种人如果服用安眠药，在最初的一段时间会有效果，因为安眠药具有减缓脑电波的功能，当睡眠状态下的 α 波变慢后，觉醒作用便会减弱。虽然服用安眠药能一定程度地将浅度睡眠转换为深度睡眠，但同时也妨碍了深度睡眠的进行，所以很难期望睡眠质量有较大提升。

　　如果能采用药物以外的自然方法让觉醒脑电波（α 波）不出现在入睡之际或睡眠时分，人们也可进入熟睡状态。换句话说，我们可以利用脑电波的变化来治疗失眠，以此为方向的失眠治疗法即为脑电波治疗。

⊙ 什么是脑电波治疗？

怎样才能做到对脑电波进行调整？我们怎么能深入人的大脑进行操作呢？

脑电波治疗也叫Neurofeedback（neuro-：神经，feedback：反馈），直译为"神经反馈"，即通过神经放射的"脑电波"来诱发某种变化。

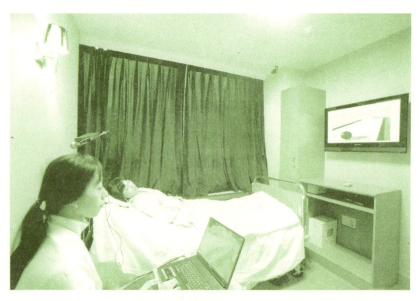

针对失眠症的脑电波治疗

脑电波治疗是一个让患者观看自己的脑电波进而让其发生变化的过程，就像我们整理仪容或梳妆打扮需要通过镜子来完成，脑电波治疗就是向患者展示他们自身的脑电波，然后设法将脑电波朝好的方向调整。

　　在接受脑电波治疗时，患者的头部粘连上脑电波电极※，然后将电极的另一端与脑电波治疗仪相连，通过监视器图像来监测患者的脑电波情况。

　　医生在对患者的脑电波状况进行评价后，会制订出一个增加和减少哪些脑电波的治疗计划，然后依据这个计划来设定脑电波治疗仪的治疗程序，对患者进行治疗。

　　脑电波治疗不使用药物，是通过对大脑的不断训练，从而达到让大脑中有益于睡眠的脑电波增加、妨碍睡眠的脑电波减少的目的。

　　脑电波治疗能让患者逐渐对有益睡眠的脑电波状态产生出感觉，这和刚学骑自行车的人总要经过多次的失败才能找到会骑的感觉是同样的道理，一旦学会即便过了很长时间也照骑不误，而患者一旦熟悉了有益睡眠的脑电波状态，一躺在床上大脑就会呈现出这种状态，于是便能轻松入睡，脑电波治疗并非以某种外部刺激来改变大脑，而是通过对患者大脑的训练，帮助其逐步找到轻松入睡的感觉。

⊙ 晚间运动会影响睡眠吗？

　　很多人会把睡不着归咎为疲劳程度不够，人们都有过大量运动后睡得很香的体验，于是有些人就认为运动可以促进睡眠，尤其相信晚间运

※表面镀金的圆片，与头皮相连，患者不会感到疼痛或不适。

动的效果更好，实际上只有那些睡眠不存在问题的人，晚间运动才不会影响到睡眠。

晚上在健身房里进行完器械锻炼或快跑后，入睡便成为难题，剧烈运动使得心跳次数大大快于平时，交感神经处于兴奋状态中，而已兴奋的交感神经至少需要5小时才能恢复平静。

如果在晚上8时钟结束运动，到了11时大脑就不会产生睡意，因为此时身心仍处于兴奋之中，而失眠症患者即便不运动其交感神经就已相当活跃，若晚上再进行运动，入睡更是难上加难。

所以运动最好在清晨或上午进行，如果只能在下午进行，那就尽量提前，运动的结束时间距离入睡至少要有5个小时。

千万不要认为激烈运动所带来的疲劳会让睡意容易到来，很多人都有过身体极度疲惫却无法睡着的体验，极度的疲惫会给精神施压，致使交感神经出现兴奋，反而会难以入睡。有助于睡眠的运动应该是在前面提到的时间段内进行慢跑或速走，当感到和身旁人说话有些费力时，便可结束运动，可能的话最好选择在阳光充足的室外进行运动。

进阶阅读 ●

拥有好睡眠的秘诀

1．按时入睡和起床，即要在固定时间入睡和在固定时间起床。

2．如果要睡午觉，时间可放在下午2～3时，不能超过15分钟。失眠症患者不可午睡。

3．运动要在早上或下午进行，晚间不要运动，运动的结束时间距离入睡至少要有5小时。

4．不喝含有咖啡因的饮料（绿茶、红茶、可可、巧克力、功能饮料），睡眠正常的人可以在上午喝上一杯。

5．晚餐不能喝含酒精的饮品。

6．不可滥用安眠药，安眠药只能作为失眠治疗计划的一部分。

7．室内温度要适宜，保证在18～20℃之间，温度太高或太低会让人难以入睡，即使入睡也会频繁醒来，睡眠质量大为降低。

8．入睡前最好放松身体，热水澡（躺在浴缸里洗半身浴）会有助睡眠，洗完热水澡后全身上下的肌肉得到放松。

9．入睡前不要考虑烦心事。有些人一到睡觉时间脑子里便翻来覆去想些烦心事，搞得自己根本无心入睡，这些人有必要事先将烦心事整理出来，拿出一段时间专门来考虑这些事情，在白天或离睡觉时间尚早的晚上用30分钟集中考虑一下，并将自己的想法写在本子上。

10．晚上即便没有睡意也不要将室内照明调得过亮，更不要离开床铺四处走动或运动，夜晚应该是"黑暗"时间，要尽量减少活动。

3

打鼾和呼吸暂停症

머리가 좋아지는 수면

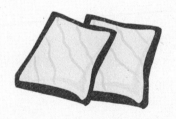

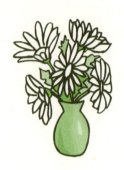

⊙ 交通事故与睡眠障碍，这两者有何联系？

　　有些病人是在发生了交通事故之后才决定来门诊看病的，细问其原因，才知道他们之前只要开车就犯困，驾驶中时常遭遇险情，当某天由于疲劳驾驶与前车发生追尾事故后，这才意识到问题的严重性。这些人极有可能换上了嗜睡症，如果问他们睡觉时是否有打鼾和呼吸暂停现象，十有八九他们不会否认。

　　患有呼吸暂停症的人发生交通事故的比率要高出常人3倍，5名睡眠呼吸暂停症患者中就有1名会因为疲劳驾驶而发生事故。

　　美国的法律规定公共汽车、火车、电车、飞机等大众交通工具的驾驶员必须接受多导睡眠监测，以确定其是否患有睡眠障碍，之所以这么做是因为每年的交通事故中有很多都是因为疲劳驾驶，这个比例要大大超过酒后驾驶。

如果疲劳是睡眠呼吸暂停引起的，那么无论再怎么集中精力驾驶，困意也会不断袭来。司机在驾驶过程中若出现微型睡眠※，便会发生偏离跑道、无视红绿灯、岔路口不减速等状况，而司机本人并不能意识到此种行为的危险性，或者干脆就不当回事。

睡眠呼吸暂停症患者如果需要驾驶交通工具，为了自己和他人的安全必须接受专业医师正确的诊断和治疗。

⊙ 打鼾并不严重，但白天却困倦无力，这是怎么回事？

50多岁的主妇秀敏，一年前因为睡觉问题而苦不堪言，早上老感觉浑身无力，头昏脑涨，到了下午两三点钟一定会犯困，晚上却经常翻来覆去无法入睡，好不容易睡着了，到了凌晨两三点钟又会莫名其妙地醒来，此后便再也睡不着。

去医院体检并没有发现身体有何异常，丈夫后来告诉秀敏说她现在睡觉开始打呼噜了，于是便来睡眠门诊寻求治疗，睡眠门诊的医师考虑到秀明的失眠症状已持续较长时间，并伴有打鼾、头疼、白天犯困等，建议她为了更精确地把握睡眠状况最好接受多导睡眠监测，经过监测，最终的结果显示秀敏患有上气道阻力综合征。

一般人都觉得只有男人才打鼾，认为女人打鼾可能是疲倦所引起的暂时性现象，然而受慢性打鼾症状困扰的女性并不在少数，尤其常出现于已绝经的女性身上。如果患有上气道阻力综合征，失眠和慢性疲劳症

※持续时间极短的睡眠。

머리가 좋아지는 수면

状将更加严重，且容易和表现为慢性疲劳症状的其他病症相混淆。

上气道阻力综合征虽和睡眠呼吸暂停症较为相似，却属于表征略有不同的两种睡眠障碍。两种病患都表现出打鼾这一点，但是上气道阻力综合征患者的睡意较浅，身体感官仍非常敏锐，呼吸困难，在呼吸完全停止（呼吸暂停）之前会醒来，由于频繁醒来，睡眠的连续性和效率均受到影响，从而使患者陷入慢性睡眠不足的痛苦中。

观看多导睡眠监测的结果，会很容易发现在深度睡眠下人也变得易醒，由于呼吸道堵塞，每呼吸一口气便会导致睡眠从深度转为浅度。

相比较而言女性易患上气道阻力综合征，已绝经女性的发病率更高，与多发生在胖人身上的睡眠呼吸暂停症不同，正常体重的人也会患上此病。上气道阻力综合征患者除经常会抱怨头疼、困倦、疲劳之外，还会出现过敏性大肠综合征、肌肉疼痛、抑郁等症状，因此须注意不要与其他疾病相混淆。

通过上气道正压呼吸术可向呼吸道内注入带有正压的空气，可防止呼吸道堵塞，如果呼吸障碍因为鼻孔堵塞而引起，则需要实施鼻塞清障手术。

⊙ **本为治疗打鼾而来，却为何被诊断为睡眠呼吸暂停？——什么是睡眠呼吸暂停症，它与打鼾有何不同？**

打鼾治疗诊所自成立后，有不少受打鼾困扰的病人前来就诊，但真正从医学上需要关注和治疗的病症为睡眠呼吸暂停症。睡眠专家通常会问："打鼾时会不会出现一段时间没有呼吸，随着鼻腔的吭哧一声人便会醒来？"如果睡眠呼吸暂停达到如此严重程度，为了确定下一步治疗方案专家就会建议患者接受多导睡眠监测。

患者来到诊所本以为做个简单手术便可解决打鼾问题，却没想到首先被要求进行所谓的睡眠呼吸暂停检查，必定会一头雾水，因为对一般人来说，更为熟悉打鼾，而不是什么睡眠呼吸暂停，打鼾和睡眠呼吸暂停的症状虽然十分相似，却属于不同的医学范畴，因而相应的诊断和治疗方法也不同。

大部分人睡觉时都会打鼾，只是程度上有所差异。我们在清醒状态下可以模仿出鼾声，嘴略微张开用力吸气便可发出鼾声，当人在吸气时软腭和小舌等呼吸道周围柔软组织会通过振动发声。

鼾声作为一种噪音会妨碍他人的睡眠，即便处于睡眠状态下鼾声还是会带来危害，打鼾十分严重的人就会因自己的鼾声而使听力受损。

此外最近的研究发现打鼾的人中高血压的发病率较高，打鼾会引起

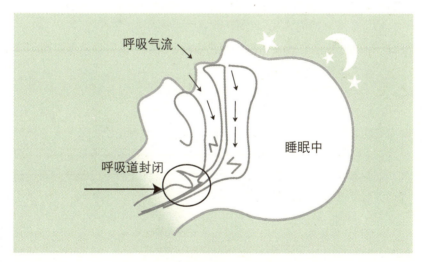

睡眠呼吸暂停症及打鼾（示意图）

머리가 좋아지는 수면

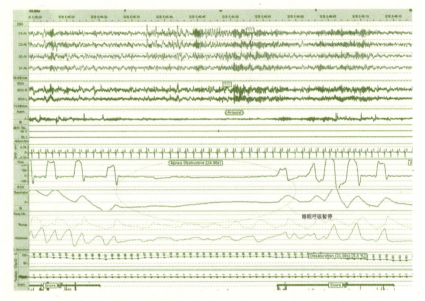

睡眠呼吸暂停症患者的多导睡眠监测数据※

小舌、软腭的振动，进而令组织出现损伤和炎症，最终形成高血压。

可是大多数人至今还认为打鼾是睡着了的标志，觉得打鼾严重只不过会让同处一室的人难以入睡，并没有意识到它还影响着人们的健康。

睡眠呼吸暂停症虽与打鼾关系密切，但却属于另一种病症，就像这种病症的名称一样，它的表征为睡眠时的"呼吸暂停"，另一方面呼吸并没有完全停止，呼吸量会下降至平时的一半，这被称为低通气。一般情况下睡眠呼吸暂停包括了呼吸暂停和低通气，几乎不会出现只有低通气而没有呼吸暂停的现象。

※睡眠呼吸暂停症在速眼动睡眠状态下会表现出更明显症状，虽然人们试图用一些抑制速眼动睡眠的药物来治疗睡眠呼吸暂停症，但具体疗效仍无法确认，抑制速眼动睡眠的药物同时还被用于治疗抑郁症。

在吸气时如果产生较大负压（吸入的压力），小舌、软腭和咽喉周围组织会紧贴在食道附近，从而堵塞住呼吸道，造成呼吸暂停现象。

而在清醒状态下有力的肌肉群能保证呼吸道不变形，呼吸道便不会被堵塞，但在睡眠状态下肌肉变得无力，尤其在做梦的速眼动睡眠期间肌肉会完全放松，因此呼吸道很难维持正常形状。另外体重的增加会导致呼吸道周围的柔软组织出现脂肪堆积，呼吸道的直径变窄势必会引发堵塞，再有习惯仰睡的人也会因舌头垂向重力方向（即垂直向下方向）而引起呼吸道阻塞，在这多种因素的共同影响下，人便会患上睡眠呼吸暂停症。

呼吸道阻塞会造成体内的氧气供给不足，这就和水中的无氧环境一样，当人体感到血氧浓度降至危险范围以内，交感神经系统便会做出反应，将人从睡眠中唤醒，人在醒来后呼吸道肌肉变得有力，呼吸道随之打开，空气被重新吸入，不用多久便再次进入睡眠状态。

如果您身边有打鼾十分严重的人士，您就需要在旁边仔细听一下，搞清楚他到底是一直在打呼噜，还是在打鼾的过程中有一段时间的呼吸暂停。

⊙ 睡眠呼吸暂停症的轻重程度是以何种标准来判定？

即便知道自己睡觉时打鼾或有呼吸暂停现象（一般都是从周围人的口中得知），也不会轻易认定自己患有睡眠呼吸暂停症，更不会想到要去治疗。因为每个正常人都或多或少地体验过睡眠呼吸暂停，因此大家便不把一晚上一两次的呼吸暂停当回事，不会主动寻求治疗。然而，若患有"临床上"值得关注的睡眠呼吸暂停症，就必须要立即接受治疗。

值得临床上关注的睡眠呼吸暂停症表现为无呼吸状态持续10秒钟以上，以及呼吸并未完全停止、气流量却为平时一半的低通气持续10秒钟以上，如果每小时内出现5次以上这种现象（假设睡眠时间为7小时，总数则会超过35次），就会被确诊为睡眠呼吸暂停症，随后的治疗方案也将以此为依据。

　　睡眠专家根据睡眠呼吸暂停的出现频率确立了病情的判定标准。

　　平均每小时呼吸暂停次数与低通气次数之和叫做睡眠呼吸紊乱指数（RDI，Respiratory Disturbance Index），当这个数值为：

　　5～15次被划为轻度的睡眠呼吸暂停症，

　　15～30次被划为中度的睡眠呼吸暂停症，

　　30次以上被划为重度的睡眠呼吸暂停症。

　　除了睡眠呼吸暂停的出现频率外，因呼吸暂停而引起的体内血氧浓度减少也同样不可忽视，身体健康的正常人其血氧浓度不会降到95%以下，如果睡眠呼吸暂停症致使患者的血氧浓度降至70%以下，就会引发心律不齐，而我们身体中消耗氧分最多的器官——大脑也会出现机能下降，第二天醒来后会感到头疼难忍。

　　晚间的睡眠若受到睡眠呼吸暂停症的干扰，第二天白天就会感到困乏，一些因无法忍受白天犯困带来的苦恼而前来就诊的患者，为了确认他们是否患有嗜睡症等其他睡眠障碍，同时也为了评价其困倦程度，在进行完夜间睡眠监测后还要实施昼间睡眠反复监测※。

　　※一种睡眠监测方式，从早上8时起每隔2小时给被试者一次入睡机会，以此来了解被试者需多长时间入睡以及是否常做梦，从而确认被试者是否患有嗜睡症，并对白天的困倦程度给出评价。

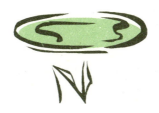

睡眠呼吸暂停症的症状

⊙ 睡眠呼吸暂停症会表现出哪些症状？

....

因打鼾或睡眠呼吸暂停而前来睡眠门诊看病的患者中，有些人是独自前来，也有不少人和妻子一同前来。如果患有打鼾和睡眠呼吸暂停这样的睡眠障碍，当事人自己很难说清病情，因为病症都发生在当事人入睡期间内，一般都是同处一室的兄弟姐妹、妻子等家人首先发现病情，再将病情告知患者，至此当事人才意识到自己的睡眠出了问题。但仍有不少患者认为自己的病情并未发展到必须接受治疗的地步，他们普遍都心存侥幸心理。

以下所列举的睡眠呼吸暂停症症状中有些是自己可以感受到的，请读者试着将其与自身情况做一对比。

1. 在睡眠中出现声音较大且无规律的鼾声，并伴随有急促喘气

睡眠呼吸暂停症状最明显的特征为患者在睡眠中会发出无规律且吵闹的鼾声，鼾声持续一段时间后会停止，随后又反复进行。当呼吸道无法吸入空气后，便不会出现因空气振动而发出的鼾声，此时的状态被称为呼吸暂停，呼吸暂停会让人醒来进行急促喘气或发出噗的一声，呼吸暂停状态结束后患者又会继续打鼾。

呼吸暂停后又重新开始的无规律鼾声与有规律的鼾声截然不同，与呼吸暂停一同出现的鼾声听上去十分刺耳和别扭，给人一种火山随时要爆发的感觉，患者的呼吸显得异常吃力。

睡眠呼吸暂停患者的打鼾与睡眠姿势无关，当然面朝天花板的仰睡会使鼾声的分贝上升。要想准确把握鼾声大小少不了必要的检测手段，多导睡眠监测能通过贴在脖子上的面罩进行鼾声测定和记录，并对与之相关的呼吸努力、呼吸气流等做出评估。

2. 在睡眠中出现呼吸暂停（无呼吸）

正常人的睡眠也会出现短暂的呼吸停止现象，在进入开始做梦的速眼动睡眠后，一般都会出现呼吸暂停，但这种现象一般不会持续较长时间，并且相加起来的次数也不会超过之前说过的每小时5次。

睡眠呼吸暂停症患者在睡眠中经常会出现呼吸暂停，并且呼吸停止状态会持续10秒钟以上，有些人甚至会超过100秒钟，通过统计这种呼吸停止现象发生的次数便可了解患者的病情，其实患者身边的人也可以进行这项工作，统计一下呼吸暂停的次数。

至于想彻底搞清楚这种现象发生于哪个阶段和哪种睡姿下、呼吸堵塞时身体做过哪些尝试、呼吸暂停导致血氧浓度降低了多少，这就需要进行多导睡眠监测，它能为睡眠呼吸暂停症的治疗提供脑电波、肌电图、呼吸气流、呼吸努力、心电图、动态影像等多个数据，通过多导睡眠监测我们能准确地知道呼吸暂停发生于哪个阶段和哪种睡姿下、对身体造成多大伤害，这对于今后制订治疗计划具有重要意义。

3. 夜里打鼾，并会频繁醒来

当呼吸停止的持续时间较长，导致血氧浓度急剧下降，我们的身体便会感知到危险，很快从睡眠中觉醒，试想一下当我们处于睡眠中，某人过来捂住我们的嘴和鼻子，过不了多久我们肯定会被憋醒，醒来后由于呼吸通畅，不适感消除，我们随即又会进入睡眠中（病情较重的睡眠呼吸暂停症患者会因慢性睡眠不足总处于困倦状态中），睡眠呼吸暂停症患者很清楚自己会频繁从睡眠中觉醒。

因睡眠呼吸暂停而觉醒的次数也是多导睡眠监测的一个评估项目，频繁醒来势必会降低睡眠质量，有些人醒来后便很难再次入睡。

尤其是睡眠中枢（大脑中负责睡眠的部位）趋于老化的老人们常常会半夜醒来后便无法入睡，这时患者并不清楚自己半夜醒来的原因，当感到难以重新入睡时，老人们也只能选择去趟卫生间，回到床上静静等待着第二天的到来。老人们由于白天睡眠时间长，睡眠呼吸暂停症状不算太严重，因此本身的睡眠意欲也不高，这也间接造成了夜间醒来便再难以入睡。

那些抱怨经常失眠或夜间频繁醒来的人，有必要考虑一下自己的睡眠障碍是否因睡眠呼吸暂停症而引起。

一般市面上销售的安眠药会使呼吸道肌肉变得无力，因此会加重睡眠呼吸暂停症的病情，也就是说医生在给因睡眠呼吸暂停而频繁醒来的患者开出特效安眠药时，一定要注意此类药物的副作用，因为此类安眠药旨在降低人体对因睡眠呼吸暂停而引起的血氧浓度减少的反应敏感度，但这往往容易引发其他并发症。

4. 白天感到困倦乏力

对于那些因睡眠呼吸暂停而感到困倦、头一靠在某处便会睡着的人来说，他们没有任何"睡眠障碍"。

相反他们总担心自己睡眠太好，或担心自己睡眠过多，他们觉得自己无论怎么睡也无法缓解疲劳。正常人若因为某种原因而几天没睡，肯定会感到极度困倦，如果能痛快地睡上一觉，醒来后会感到头脑清醒，疲劳感顿无。

然而有些人的睡眠却无法消除疲劳，有时甚至会加重疲劳，这种现象普遍存在于睡眠呼吸暂停症患者的身上。

大部分的睡眠呼吸暂停症患者都在承受着慢性疲劳的煎熬，但也有些人没有这种感觉，睡眠呼吸暂停症是一种慢性病症，病情会随着时间的推移而加重，因此患者很难察觉其中的变化，就像锅里的青蛙由于感觉不到锅内的水温上升而最终丧命一样，患者会觉得自己的疲劳感只是年纪增长后的正常生理现象，总认为好好休息一下便万事大吉。

然而工作时间内疲惫不堪，开车时因打盹造成追尾事故，开会时哈欠连连，甚至在运动时都会犯困，这些就不能简单地用疲劳来解释了，既然白天的困倦让我们吃尽苦头，那我们就必须要追查这其中的罪魁祸首。

白天的困倦是否和睡眠呼吸暂停存在关系？睡眠呼吸暂停会妨碍到夜间的睡眠，睡眠呼吸暂停引起呼吸困难后，为了重新进行呼吸，我们的大脑便处于随时会觉醒的状态，即大脑不会让人体长时间停留在睡眠状态下，但是只有大脑处于持续睡眠状态下，人体才会逐渐进入到深度睡眠，能够消除疲劳的慢波睡眠和速眼动睡眠也才会出现，大脑若不断地重复入睡和觉醒，以上过程均不能出现。

　　睡眠呼吸暂停症不单单发生于某一天，它会年中无休地出现于每一天，最终结果便是因睡眠不足而欠下大量的"睡眠债"，我们的大脑为了还清这些"债务"，一有空就试图进入睡眠状态。

　　疲劳不同于困倦，困倦为强烈入睡意愿的表达，疲劳则是精神和肉体上的能量呈下降状态，缺少做事的动力，即便视线之内有要处理的事情，也会感到力不从心。

　　当然也不是所有的疲劳都由睡眠呼吸暂停造成，但是常感到困倦和疲劳的人必须搞清楚自己是否已患上睡眠呼吸暂停症。

5.肥胖：严重的睡眠呼吸暂停会导致身体发胖

　　打鼾、睡眠呼吸暂停都与肥胖有着不解之缘，肥胖意味着皮下脂肪的增加，如果呼吸道周围的柔软组织也出现脂肪堆积，黏膜便会受到挤压，从而导致呼吸道变窄，这就会很容易引发打鼾和睡眠呼吸暂停症状。

　　身体的发胖会带来腹部脂肪的增加，因此胖人的呼吸要比正常人更费劲，也更容易在睡觉时打鼾或出现呼吸暂停症状。

　　翻看患者的病历，会发现很多人都是因为肥胖而患上了打鼾和睡眠呼吸暂停症。

　　根据最新的研究结果，睡眠不足会对负责调节食欲的激素（瘦素和饥饿激素）产生影响，从而提高人的食欲，同时还会促进摄入的卡路里转换为脂肪。肥胖会引发和加重打鼾和睡眠呼吸暂停症状，让人无法拥有优质睡眠，白天感到浑身乏力，随着白天困倦程度的不断加深，人变得更加不愿活动，在热量摄入保持一定的前提下，如果卡路里不被消耗，势必会带来体重的上升。

随着体重的上升，睡眠呼吸暂停症状会表现得愈发严重，症状加重又会引发新一轮的发胖，从而形成恶性循环，将这个循环链条拦腰斩断的最有效方法就是赶紧去医治自己的睡眠呼吸暂停症。

6. 注意力、记忆力减退，性格突变

长期患有睡眠呼吸暂停症的患者由于体内得不到充足的氧气供应，再加上睡眠严重不足，大脑功能会发生相应的变化，睡眠呼吸暂停症患者变得易怒，很难将注意力集中于一件事上，记忆力也出现衰退，周围人会比当事人更容易察觉到这些变化。

睡眠呼吸暂停症患者看上去缺乏活力，业务处理量也比以前有明显降低，只做一些无法推却之事，对其余事情概不过问，患者总怀疑自己还同时患有抑郁症，并将原因全部归咎为自己所承受的压力过大。

患有注意缺陷多动障碍的儿童中，有相当一部分人的发病原因是由于睡眠呼吸暂停造成了睡眠不足。

7. 性功能障碍、早晨头痛、遗尿症

有些睡眠呼吸暂停症患者抱怨说自己出现了性功能障碍，这与睡眠质量差不无关系。

还有些人说早晨起床时会感觉头痛，这是由于在夜间睡眠中的睡眠暂停造成了体内氧气的供应不足。

有些患有睡眠呼吸暂停症的成人或儿童还会患上遗尿症，在睡眠呼吸暂停状态下，为了疏通呼吸道，腹部的压力会上升，当膀胱感受到足够的压力后，人要么会清醒，要么会出现尿床情况，此外由于睡眠呼吸暂停症让人无法进入深度睡眠，肾脏对小便的浓缩功能随之下降，小便量便会增多，睡眠呼吸暂停症患者经常半夜被尿憋醒就是这个原因。

⊙ 睡眠呼吸暂停症会对人体健康造成哪些危害？

通过对睡眠呼吸暂停症的观察，我们可以得知睡眠呼吸暂停症是一种严重影响人体健康的病症。

被确认患有睡眠呼吸暂停症的患者们：

（1）　因呼吸不畅而频繁醒来，使自己远离深度睡眠和优质睡眠。

（2）　夜晚睡眠不足，白天困倦无力，运动量的减少导致体重上升，睡眠呼吸暂停症其本身也会影响荷尔蒙分泌，让人容易发胖，体重的增加令呼吸暂停病情更为加重。

（3）　睡眠呼吸暂停会对心脏、血管系统和呼吸系统（肺）造成严重影响，这种影响若一直持续好几年，将有可能危及生命。

（4）　顾名思义，睡眠呼吸暂停表现为睡眠状态下的呼吸暂停，因此血液中氧浓度较低，人体遭受着低氧的折磨，这对于人体中耗氧量最多的大脑无疑是个很大打击，低氧状态如果程度严重、持续时间较长，大脑功能便会出现衰退，从而导致性格突变，记忆力、注意力、平衡调节能力等也随之衰退。

（5）　睡眠呼吸暂停症患者中有不少人还是高血压患者，无呼吸状态会降低血氧浓度，从而引发高血压，有35%～50%的睡眠呼吸暂停症患者都有高血压，白天没有高血压症状的患者只要在睡眠中出现呼吸暂停症状，高压也会升至200mmHg以上。

此时便容易出现脑血管爆裂的脑中风，打鼾严重的患者发生脑中风的概率要高出正常人3倍以上。

血压的升高还会给心脏带来负担，心力衰竭的发病率变高，睡眠呼吸暂停症患者患心脏麻痹的概率要高出正常人20倍以上。

在美国，每年有3000人因为睡眠呼吸暂停而猝死，如果能治愈睡眠呼吸暂停症，高血压的治疗难度就会减轻不少，有报道说通过对睡眠呼吸暂停症的持续治疗，血压能够恢复至正常水平，随着疗程的不断进行，夜间睡眠质量逐步提高，白天的活动量慢慢增加，而有规律的运动又能起到减肥的作用，最终血压也一点点降下来。

有些睡眠呼吸暂停症患者还患有肺动脉（连接心脏和肺的血管）高压，大概是由于这些患者还同时患有其他疾病，因此在白天清醒状态下也会表现出肺动脉高压症状，此时右心室比较肥大，肺部出现淤血，从而导致呼吸困难。

（6）90%的睡眠呼吸暂停症患者都有不同程度的心律不齐，心跳次数少到不正常的程度，或心脏有几秒钟停止跳动，抑或心脏跳动没有规律，睡眠呼吸暂停症患者因心脏麻痹而猝死的比例要高于常人。

⊙ 睡眠呼吸暂停症会造成什么心理和社会危害？

睡眠呼吸暂停症患者早晨难以醒来，很容易迟到，白天犯困，精力不集中，记忆力出现衰退，以这种状态不可能干好工作，并会给周围人留下较为懒散的印象，如果这种状况持续下去，不仅晋升无望，还有可能丢掉工作。

睡眠呼吸暂停症还会损害家庭成员间的关系，病症会令夫妻俩难以同床共枕，另外由于性功能出现障碍，双方很难过上正常的夫妻生活。

睡眠呼吸暂停症患者会令家庭成员感到痛苦不堪，家庭成员很难接受一回到家除了睡觉其他任何事都不想干的患者，于是夫妻间矛盾升级，子女教育也出现问题，最终夫妻俩不得不分道扬镳。

在睡眠呼吸暂停的影响下，大脑得不到充足的氧分供养，睡眠严重不足，人的脾气变得暴躁，同时还伴有记忆力减退、易怒和精神抑郁，周围人能清楚地看出患者性格上的变化，患者有时会神情呆滞，有时精力又无法集中，由于精神活动处于较低水平，患者本人很难察觉到这些变化，周围人会发现他们很少阅读，记不住外文单词，难以集中精力做一件事。

如果患者的睡眠呼吸暂停症得到治愈，本人便会意识到此前的自己处于一种非正常的精神状态中。

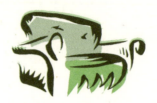

睡眠呼吸暂停症的诊断和治疗

⊙ 什么样的人会得睡眠呼吸暂停症？

　　无论是何种病症，都是由具有易患此种病症遗传基因的人遭遇到能触发此病的某种事件后形成的。睡眠呼吸暂停症出现于各个年龄段中，也就是说下到未满1岁的婴儿，上至65岁以上的老人，都有可能患上这种疾病。

　　有些人天生就在呼吸调节方面存在缺陷，但这还不足以引发睡眠呼吸暂停症，能够让这些人患上睡眠呼吸暂停症的决定性因素是某个事件的触发，比如体重的陡然增加，呼吸调节器官过度敏感，鼻腔疾病导致呼吸通路变窄，呼吸肌肉间的调节（协调运动）出现故障，腭扁桃体和咽扁桃体突然增大，甲状腺疾病引起舌头变大，下巴肌肉萎缩导致下巴相对变小，这些都有可能引发睡眠呼吸暂停症。

看了以上睡眠呼吸暂停症的成因，我们便可以推断睡眠呼吸暂停症同时还受到遗传因素的影响，就像人脸的形状是由遗传所决定，呼吸道结构及呼吸反应模式也同样受遗传影响。

男性患睡眠呼吸暂停症的概率高出女性3倍以上，虽然还不清楚确切的原因，但这应该与呼吸道构造、呼吸道周围肌肉的调节、腹部肥胖、吸烟、性激素※有关。

胖人当然比正常人更易患睡眠呼吸暂停症。

随着年龄的增长，呼吸暂停的出现频率上升。老年人呼吸道周围的肌肉绵软无力，呼吸调节功能每况愈下，一般到了40岁左右体重开始增加，此时打鼾和睡眠呼吸暂停症状较为明显，睡眠呼吸暂停症患者的平均年龄在50岁出头。

儿童也会患上睡眠呼吸暂停症，直到9岁以前，腭扁桃体和咽扁桃体的生长速度要超过骨骼发育速度，因而它们在口腔内占据了较大空间，肥大的扁桃体会妨碍呼吸，于是便出现打鼾和睡眠呼吸暂停症状。

酒、镇静剂、安眠药、某些治疗心脏病的药物都会诱发或加重睡眠呼吸暂停症，大部分患者在喝完酒后的当晚睡眠中，打鼾和睡眠呼吸暂停症状表现得尤为严重。另外有些因睡眠呼吸暂停而频繁醒来的人，当被确诊患上失眠症后，便开始大量服用镇静剂和安眠药，岂不知这些镇静剂和安眠药会让呼吸道周围的肌肉变得松弛，呼吸暂停症状愈发严重，不仅如此，大脑在感觉到呼吸暂停后会立即觉醒的功能也被延后，导致体内氧气供应不足的情况得不到有效缓解。

※女性所分泌的黄体酮能够增强呼吸功能，从而减少呼吸暂停现象，使得女性远离睡眠呼吸暂停症。

⊙ 为了治疗睡眠呼吸暂停症，我们应该做些什么？

　　如果在睡眠中出现打鼾、呼吸没有规律、呼吸暂停等症状，那就要高度怀疑自己是否已患上睡眠呼吸暂停症，此时有必要接受为时一晚的多导睡眠监测。由于其他疾病的某些症状与睡眠呼吸暂停症非常相似，为防止混淆必须接受精确的诊断，如果只使用简单的监测仪器进行检测，就会得出错误的诊断信息，最终形成的治疗方案也肯定是错上加错。比方说，睡眠呼吸暂停症若被误诊为嗜睡症或失眠症，所采取的治疗方案反而会使睡眠呼吸暂停症的病情加重。因此准确的诊疗手段必不可少。

　　睡眠呼吸暂停症患者并不意味着不会患上其他睡眠疾病，睡眠过程中腿部呈周期性移动的周期性肢动症以及下肢存在问题的不宁腿综合征，这些病症常出现在睡眠呼吸暂停症患者身上，对于这些病症需要进行分别治疗。

　　接受完多导睡眠监测后便知道自己是否患有睡眠呼吸暂停症、是否还有其他与睡眠有关的呼吸障碍，以及是否患有周期性肢动症和不宁腿综合征等睡眠障碍。如果被确诊为患有睡眠呼吸暂停症，针对病情的监测结果可为日后治疗方案的确定提供依据。

　　在确定睡眠呼吸暂停症的治疗方案时，睡眠专家与患者各自关注的内容略有不同，从睡眠医学的立场来确定治疗方案时，首先会考虑以下几方面内容。

　　第一，要考虑睡眠呼吸暂停症是单独出现，还是伴有其他的医学疾病。比方说患者还患有鼻炎或肺病，那么就必须要考虑是先等其他疾病治愈后再治疗睡眠呼吸暂停症，还是双管齐下，一同治疗两种或多种疾病。

第二，要考虑睡眠呼吸暂停症的严重程度。后面介绍的各种治疗方法中有些只对轻微病症有效，对严重病症不产生任何效果。

第三，搞清睡眠呼吸暂停症的类型十分重要。有些属于呼吸道被物理堵塞的阻塞性睡眠呼吸暂停症，而有些则属于中枢性睡眠呼吸暂停症，它的成因是由于大脑的异常造成了自主呼吸功能的病弱，不同的病症都有着自己的一套治疗方法。

⊙ 有哪些治疗睡眠呼吸暂停症的方法？

受睡眠呼吸暂停症折磨的患者总希望能一次治愈该病，迫切地幻想着如果真有这种完美治疗方案该有多好。

但现实并不存在一种能解决所有患者问题的完美治疗方案，对患者来说更重要的是要从治疗方案中获得实质性帮助，同时治疗方案还不能产生太大副作用，笔者立足于这两点为读者介绍两大类睡眠呼吸暂停症治疗方法——①一旦开始如不满意效果还可回头的治疗法和②一旦开始便无法回头的治疗法。

1. 一旦开始如不满意效果还可回头的治疗法

如果开始后发现没有效果或效果不佳时，还可以从头再来，这种治疗方法能将对患者的伤害降至最低。

都有哪些方法可以预防和治疗打鼾和睡眠呼吸暂停症？——生活习惯矫正疗法

　　无论何种病症，预防最为重要，此种治疗方法也可与其他治疗方法共同实施。

　　第一，为了入睡晚间不可喝酒。喝完酒后呼吸道黏膜会肿胀，黏液分泌增加，呼吸道容易堵塞，导致呼吸暂停次数上升，血氧浓度下降。

　　第二，戒掉烟瘾。吸烟会降低血氧浓度，还会刺激呼吸道黏膜，从而引起炎症，呼吸道肿胀，加重呼吸暂停症状。

　　第三，呼吸器官若出现过敏反应或炎症，会导致呼吸道黏膜肿胀，呼吸道变窄。过敏反应或炎症得到治愈后，呼吸道便会变宽，呼吸暂停现象减少。

　　第四，不服用镇静剂和安眠药。有些失眠症患者在睡前会服用安眠药，安眠药会对呼吸中枢※产生抑制作用，致使呼吸暂停现象频繁出现，当处于呼吸暂停状态后，大脑的觉醒功能也被延迟，使得人体长时间处于呼吸暂停状态。如果确认自己患有睡眠呼吸暂停症，那就需要和主治医生进行沟通，采用可代替安眠药的其他方法来治疗失眠。

　　第五，减轻体重。体重的增加会导致呼吸道黏膜下方出现脂肪堆积，呼吸道因此变窄，如果腹部过于肥胖，呼吸也变得相当吃力，减轻体重所带来的治疗效果会延续较长时间。

　　第六，需要倒班的工作会加重睡眠呼吸暂停症状。有睡眠障碍的人最好不要选择需要倒班的工作，如果必须要倒班，要学会将倒班对睡眠

※大脑中负责呼吸的部分。

的影响降至最低（注：请参照昼夜节律障碍中《应付倒班的窍门》）。

听说侧睡可以减轻打鼾症状，这对睡眠呼吸暂停症也有效吗？——
姿势疗法 (Position Therapy)

　　在一旁观察打鼾者的睡眠会发现当打鼾者面部朝向天花板时鼾声尤为响亮，身子侧向一边鼾声又会变小，于是有些人因鼾声实在无法入睡时，便会将打鼾者的身子推向一侧，让其保持侧睡姿势。
　　俯睡由于空间小，空气流通不畅，打鼾会更加严重，有时甚至会出现呼吸停止，所以说侧睡还是能减少睡眠呼吸暂停的发生概率。
　　通过多导睡眠监测可以获知患者的打鼾和呼吸暂停如何受睡眠姿势的影响，在进行多导睡眠监测时，睡眠医师会要求患者尽量采取仰面睡

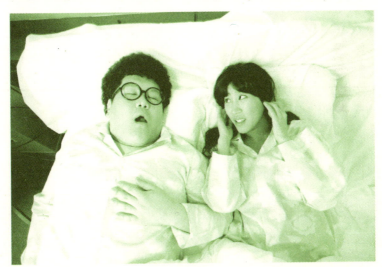

打鼾

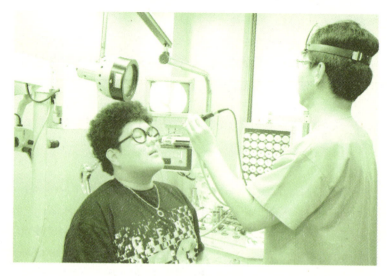

打鼾患者正在接受诊断

姿，这是为了让睡眠呼吸暂停现象更频繁地出现，以便对其进行观测。

　　但是患者通常无法在平躺状态下进入睡眠，身子侧向一边会更容易入睡，经过一晚的睡眠监测，我们便可对仰睡时和侧睡时的呼吸暂停严重程度进行比较。

　　有些患者只在仰睡状态下出现睡眠呼吸暂停，对这些患者来说，侧睡是治疗睡眠呼吸暂停症的有效方法。

　　但是呼吸暂停只在睡眠状态下出现，因此患者无法凭借个人意志让自己一晚上始终保持侧睡姿势，老是保持固定的侧睡姿势会使身体一部分处于受压状态，时间一长我们肯定会变换姿势，当姿势变换为更舒服的仰姿后，睡眠呼吸暂停现象便再次出现。

　　有种方法可以帮助人们始终保持侧睡姿势，就是在睡衣的背部缝上网球。将网球塞进不再穿的袜子中，然后将其缝合在睡衣上，如果仰面躺下肯定会硌到背部，入睡者便会自然将身体侧向一边，在美国就可以买到这种特制的T恤衫。

　　并不是所有的患者可以通过侧睡（姿势疗法）来治疗睡眠呼吸暂停症，睡眠呼吸暂停症状十分严重的人通过侧睡虽然可以减轻一些症状，但这离彻底治愈尚有一段距离。

　　在口腔内放入某种装置可以治疗打鼾和睡眠呼吸暂停症吗？——口腔矫正器（Oral Appliance）

　　前面已经提到打鼾和睡眠呼吸暂停症的一部分成因是由于仰面躺下时下垂的舌头堵塞住呼吸道，另外也有部分打鼾或睡眠呼吸暂停症患者是由于先天性下巴狭窄或向后倾斜，如果将舌头移向前方或将下巴前移，打鼾和睡眠呼吸暂停症状便会消失，出于这个目的口腔矫正器被研制出来。

　　此装置以门牙为托梁，将舌头拉向前方。

　　如想使用该装置必须拥有一口结实的牙齿，这样牙齿作为托梁的作用才能发挥。由于整个睡眠过程中舌头始终被拉扯着，第二天起来会感到舌头很不舒服，下巴还会隐隐作痛。这个装置对于打鼾和轻度的睡眠呼吸暂停症比较见效。换句话说，对于中度以上的睡眠呼吸暂停症起不到任何作用。

　　在国内还很少使用这种装置，由于治疗成本比安装假牙

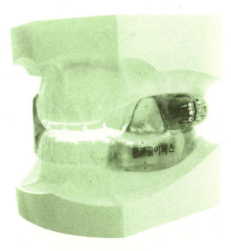

口腔矫正器

还高，经济性相对较差，在其他疗法都失效的情况下可以尝试此种方法。

听说带着面罩睡觉能治疗睡眠呼吸暂停症，这是什么治疗法，是否真的有效？——持续气道正压通气（CPAP，Continuous Positive Airway Pressure）

睡眠呼吸暂停症患者睡眠时常伴随着呼吸道堵塞，呼吸道堵塞会引起体内氧气供应不足，于是身体便针对窒息危险启动了警报系统，自律神经会变得异常兴奋，从而导致睡眠质量低下，第二天白天会感到困倦乏力。

从根本上解决呼吸道堵塞问题的治疗方法为持续气道正压通气（CACP），通过向鼻腔输入带有正压的空气，可防止呼吸道堵塞。

从下面的示意图可看出，睡眠呼吸暂停症患者在睡眠状态下，只要

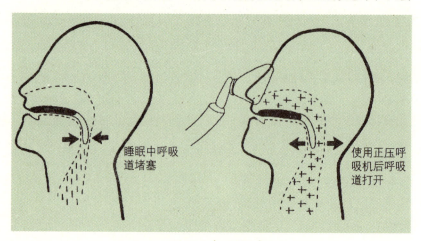

持续气道正压通气示意图

吸入空气，软腭、舌头、扁桃体以及呼吸道周围的柔软组织便会被吸起，从而堵住呼吸道。戴上面罩后，带有一定压力的空气会持续不断地送入口腔，呼吸道周围的组织便会分离，持续气道正压通气就是采用这种方式来治疗睡眠呼吸暂停症。

　　由于只使用20厘米H_2O的压力（高度为20厘米水柱所产生的压力），正常的呼吸并不会因为外来压力而中断，此外在使用呼吸机时，最初的压力较低，然后压力逐步上升，直至使用者入睡后才正式开始治疗，所以使用者并不会因空气压力而产生不适感。

　　持续气道正压通气（CACP）能消除睡眠呼吸暂停症状，增加血氧饱和度，让睡眠结构趋于正常，心律不齐也能一并被消除。

　　以下为持续气道正压通气实施前后的对比图，通过此图可以看出持续气道正压通气的实际效果。

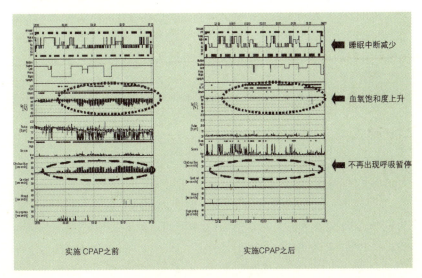

实施CPAP之前　　　　　　　　实施CPAP之后

持续气道正压通气（CACP）所引起的变化

　　根据此图，我们发现在实施治疗前患者的睡眠呼吸暂停症状十分严重，在治疗后症状完全消失不见，治疗前由于在睡眠呼吸暂停的影响下，血氧饱和度（SpO_2）降至80%以下，但在实施治疗后，血氧饱和度几乎接近于100%。

　　注意观察睡眠图的最上方位置，治疗前由于睡眠呼吸暂停导致患者经常觉醒，睡眠被分割得支离破碎，然而在接受治疗后几乎看不到睡眠中断的情况发生。

持续气道正压通气中所使用的压力如何规定？——压力处方检测

　　在进行持续气道正压通气治疗时，不同的患者其打鼾和睡眠呼吸暂停症的严重程度均不同，这就需要施加不同的压力，因此到底施加多大的压力必须事先规定好。无论患者采取何种睡姿，也无论睡眠的深浅程度，只要注入压力合适的空气就一定能解决打鼾和睡眠呼吸暂停问题。

　　像这样为寻找到合适压力的检测就被称为压力处方检测，患者在睡眠观察室内佩戴着CPAP装置来接受多导睡眠监测，睡眠医师观察从呼吸机中释放的压力，通过细微的调节来寻找到能完全消除打鼾和睡眠呼吸暂停的最适合压力，不同的睡眠姿势和不同的睡眠阶段也会需要不同的压力。

持续气道正压通气（CPAP）呼吸机如何选购和使用？

　　在接受完压力处方检测和一段时间的持续气道正压通气治疗后，患者本人便可购买或租借适合自己的设备以便在睡觉时使用，大部分患者可使用一种向鼻腔输送一定压力的设备，即鼻塞式持续气道正压通气呼吸机（nasal CPAP），这种设备一般是通过贴在鼻子上的面罩向患者输送带有压力的空气，根据情况可使用完全将口鼻罩住的面罩，可以使用直接插入鼻孔的非面罩设备。

有些呼吸机的设计充分考虑到患者使用中的便利性，例如患者吸气时压力上升、呼气时压力下降的双水平气道正压通气呼吸机（bi-level positive airway pressure，Bi-PAP），在呼吸暂停状态下会自动调高压力的自动调压通气呼吸机（Auto-PAP， auto titrating PAP）。为了搞清楚什么样的患者适合使用什么样的仪器，压力处方检测必不可少，睡眠专家会对压力处方检测结果及临床症状进行综合考虑，为自己的病人挑选出最合适的仪器。

持续气道正压通气（CPAP）呼吸机使用起来很不习惯，怎样才能更好地适应？

阻塞性睡眠呼吸暂停症可以通过持续气道正压通气（CPAP）得到消除，在大部分人身上均取得了令人满意的疗效，但是这种治疗效果只有在睡觉时佩戴呼吸机后才会出现，这就好比只有佩戴上眼镜，视力矫正的效果才会显现。习惯佩戴呼吸机睡觉需要一个过程，由于CPAP面罩会将带有一定压力的空气输进鼻腔，一部分人对此比较敏感，因而很难入睡，一开始可能会觉得这个机器太过麻烦，但绝不能因此而中途放弃。

持续气道正压通气的疗效可谓立竿见影，对于睡眠呼吸暂停症的治疗几乎称得上完美。很多人只要使用一次持续气道正压通气呼吸机后，就会持续使用1年以上，原因是持续气道正压通气能让人进入熟睡状态，第二天醒来后会感到神清气爽，同时对高血压、糖尿病、心脏病、脑血管病还能起到一定预防作用。在使用过持续气道正压通气呼吸机一段时间后，若中间停上一两天不用，便会觉得胸闷，呼吸不畅，晚上会

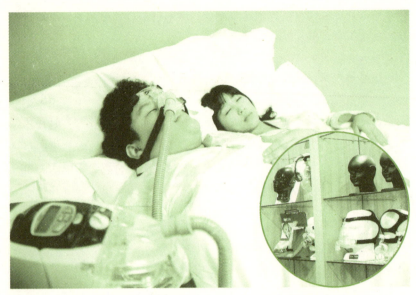

接受持续气道正压通气治疗的患者　　　　持续气道正压通气所使用的面罩

做噩梦，之前的一些症状又重新出现，所以还得继续坚持使用。

2. 一旦开始便无法回头的治疗法

前面介绍的治疗法不会改变身体结构，如果不满意效果还可以重新来过，因此属于最为安全保守的治疗方法。

与之相反的治疗法便是手术治疗，手术有可能带来麻醉危险※、疼痛、大出血、感染和药物副作用，一旦身体某部位被切除或改变后，几

※手术前的全身麻醉有可能引起呼吸衰竭，由于睡眠呼吸暂停症患者本身就有一定程度的呼吸障碍，在实施麻醉阶段和术后恢复阶段一定要格外小心，并且睡眠呼吸暂停症患者在接受其他手术时，也要向主治医生说明自己的呼吸暂停症状，将麻醉危险降至最小。

乎不可能再恢复成原状，因此在决定实施手术前，一定要搞确定这种治疗方法"对我"是否真的有效。

打鼾手术和睡眠呼吸暂停症手术是不是一回事？

大部分的睡眠呼吸暂停症患者都会睡觉打鼾，而有些患者只存在打鼾症状，打鼾手术和睡眠呼吸暂停症手术的范围和方法都不尽相同，打鼾手术主要将焦时放在消除睡眠状态下软腭和小舌的振动，因此手术方法是加强振动部位的硬度或直接将其切除，这种手术虽然能消除打鼾症状，对于睡眠呼吸暂停症却不起任何作用。

有不少人在做过打鼾／睡眠呼吸暂停症手术后病情又会复发，为什么会这样？

手术不成功有多方面原因，其中之一是没有选择合适的治疗方法，有些本该通过手术治疗的病症却没有选择正确的手术方法，有些不能通过手术治疗的病症却选择用手术来医治。

之所以出现这种情况有以下几方面原因，

第一，没有接受睡眠专家正规的身体检查和诊断。光是看了一眼患者的口腔、鼻子、喉咙周围的结构便做手术（腭垂腭咽成形术：后面会做说明），这对于某些患者来说并不见效。

第二，必须通过多导睡眠监测对睡眠呼吸暂停的类型、严重程度、睡姿的影响、睡眠结构等做出谨慎的判断，很多时候就是因为缺乏这个过程，手术只是单纯地将较为明显的打鼾症状去除。

第三， 患者并不了解打鼾/睡眠呼吸暂停症的特性，幻想通过一次手术解决所有问题。打鼾/睡眠呼吸暂停症是在呼吸道周围多个器官共同影响下形成的，并且会随着体重增加、衰老而发生改变，有些患者没有认识到此时，认为手术可以一次性解决全部问题。

第四， 打鼾/睡眠呼吸暂停症的主治医师总喜欢采用某种手术方案，或还不太了解非手术治疗方法（持续气道正压通气治疗法、姿势疗法、口腔矫正器），未能向患者介绍其他有效的治疗方法。

都有哪些可治疗睡眠呼吸暂停症的手术方案？

手术治愈睡眠呼吸暂停症的成功率较低，原因是睡眠呼吸暂停症由身体各部位的相互作用而形成，通过手术很难解决所有问题。

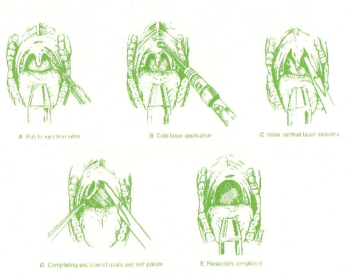

腭垂腭咽成形术

此外睡眠呼吸暂停症受到医学关注的时间较短，相应治疗方案的研究严重不足，由于没有积累出足够的临床资料，没人能知道哪些患者可以通过手术治愈，又最适合哪种手术方案。

较具代表性的睡眠呼吸暂停症手术是腭垂腭咽成形术。

全身麻醉后切除腭扁桃体，再利用激光切除一部分过于肥大的腭垂（小舌）和软腭，之后将前后扁桃体弓和软腭切割面缝合，以此来扩大腭咽处的呼吸道。

这种手术方法最早用于对打鼾/睡眠呼吸暂停症的治疗，目前仍在使用，只不过手术方法做了改良，这种治疗法的成功率为50%，术后5年成功率又会将降至25%，也就是说100名接受此种疗法的患者中有50

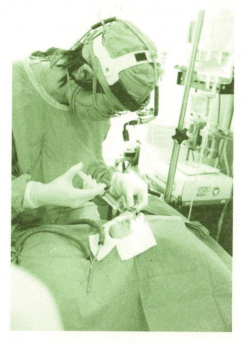

打鼾手术

人感觉不到效果，5年后只有25人的打鼾/睡眠呼吸暂停症得到治愈，其余75人都会出现病情反复状况。

　　在接受睡眠呼吸暂停症手术之前，一定要认真听取睡眠专家关于手术成功率和术后副作用的说明，并在充分了解了非手术治疗法的种类、预期效果、副作用后再做决定。

　　手术治疗的风险性很高，一旦做了手术便恢复不到之前状态，因此有必要听取其他医生的不同意见（second opinion）。

　　由于手术具有危险性，有些人便觉得应该去大学附属医院之类的大医院接受手术，这种想法并没有错，只是在确定手术方案时有必要先了解一下大学附属医院的特性。

　　开办大学附属医院的目的是教育和科研，因此医院更愿意采取一些实验性较强的治疗，当然从医学发展的角度来看这么做非常有必要，而且大部分的治疗都有充足的理论依据，但是作为患者还是应该慎重考虑，即便是在大学附属医院接受手术，也要搞清楚手术疗法的历史、有多少医院在做类似手术、安全性是否能得到保障，在了解完全部信息后再做决定不迟。

4

嗜睡症

머리가 좋아지는 수면

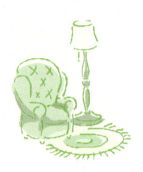

⊙ **有些人炫耀自己头一歪就能睡着，就算白天也能做到想睡就睡，这种人身体真的很棒吗？**

　　一说到睡眠问题，大部分的脑海中都会浮现出失眠，晚上睡不着觉的感觉十分痛苦，到了第二天也无精打采，相反那些只要头一歪便能睡着的人就不会被周围人认为有睡眠问题。

　　生活当中有些人一倒在床上不用5分钟便进入梦乡，虽然睡得很香可白天时间仍觉得犯困，这些人其实患上了比失眠还要严重的问题，在睡眠时间得到保证的前提下仍觉得犯困，这说明夜间睡眠的质量较低，觉虽然睡了，但是由于不是优质睡眠，因而无法通过睡眠来消除疲劳，这种人极可能患有致使睡意变浅的睡眠疾病。

　　最常见的睡眠疾病便是前面提到的睡眠呼吸暂停症。

　　另外周期性肢动症也能降低睡眠质量，患者的腿会呈周期性抖动，只要一出现此症状患者便很快醒来，这同样会导致人体无法进入深度睡眠，因而很难通过睡眠来恢复肉体和精神上的疲劳。

　　还有一种让人在白天犯困的病症是嗜睡症，嗜睡症是由于诱导觉醒的物质分泌不足而形成的一种嗜睡现象。

　　睡眠呼吸暂停症、周期性肢动症、嗜睡症都属于必须接受专业诊断和治疗的睡眠障碍，尤其在白天如果困得实在不行，工作便无法进行，要是此类人从事驾驶或机械操作工作，就会威胁到自己和他人的生命安全。

　　日本新干线曾有名司机患有严重的睡眠呼吸暂停症，此人并没有重视自己工作中困倦的原因，一次因为工作时间打盹而酿成大祸，造成数十人伤亡的惨剧，这起事件让日本社会都开始重视了睡眠障碍问题。比起难以入睡的病症，严重嗜睡会给自己和他人带来更大的危险。

⊙ 我怎么一上车就犯困?

　　笔者在学习睡眠医学时，有位学长曾对我说："我只要一上车就会睡觉，这是怎么回事，要不你就研究一下，也许车和睡眠之间存在某种联系。"这位学长的想法的确很独特，于是我便问他："您晚上睡得怎么样？"学长说自己只要头一碰到枕头就能睡着，我又问他睡觉打不打呼噜，他回答说打得非常厉害，已发展到要和妻子分开睡的地步。

　　至此即便不再向学长提出问题，我也能判断出他是因为睡眠呼吸暂停症而无法进入深度睡眠，睡眠呼吸暂停症让人始终处于慢性睡眠不足状态，这就是为什么一上车就犯困的真正原因。对因睡眠不足而犯困的人来说，当待在车厢内、看电视、看书、午间休息时，很容易因这些刺激少且单调的环境而进入睡眠中，因此在对白天的困倦程度做评估时，要问清楚患者的具体情况。

如果一上车、一看电影或读书就犯困，那就要回忆一下自己的睡眠是否有问题，进而接受睡眠门诊专业医师的治疗。

⊙ 嗜睡症是什么病？

嗜睡症的病症特征为突然进入睡眠状态，完全不受个人意志控制，一些嗜睡症患者在初高中时就会出现此种症状，到了晚上自不必说，可在必须专心学习或工作的白天时间也会突然有不可抗拒的睡意袭来，这叫做睡眠发作（sleep attack）。睡眠发作是从觉醒状态（相对睡眠而言）直接进入做梦的速眼动睡眠状态，中间不经过第一和第二期睡眠，短则30秒钟，长则30分钟，醒来后虽然感到大脑有些清醒，但没过多久睡意又会袭来。

如果患有嗜睡症，就会因突如其来的睡意而酿成事故（开车或操作机器时），学习或工作时若感到困倦不堪，效率必定会降低，尤其对于初高中生来说，嗜睡会影响学习，导致学习成绩下降。

嗜睡症的发病率并不低，只是人们对其不够了解，于是便造成了早期诊断的困难，直到人们实在无法忍受这种长期痛苦后才会想到接受治疗。根据美国的医学统计，每100万人中有500人患有嗜睡症，每年又会新增14人，将这个公式套在韩国上，也就是说4500万人口中有2500人是嗜睡症患者，每年还会新增630名。

如果有些人白天会觉得异常困倦，不要只朝"懒惰"的方向去考虑，应该听一听专业睡眠医师的意见，看看是不是自己的睡眠—觉醒机制出了问题。

⊙ 作为嗜睡症的一种症状，猝倒是怎么回事?

嗜睡症除了极度的困倦外，还有其他几种症状，其中最有代表性且最具特时的便是猝倒（cataplexy）。猝倒是因为身体的肌肉突然间丧失力气，一般出现情绪比较激动时，大喜或大怒时最易出现，比方说在路上遇到了好朋友，由于过于兴奋，膝盖突然失去力气倒在地上，和朋友聊到兴高采烈处突然面部肌肉失力，表情变得很怪异。突然失去力气摔倒在地的症状虽然很像癫痫，但猝倒发作时人还具有意识，这一点不同于癫痫。

猝倒是嗜睡症十分重要的特征，但也不是所有的嗜睡症患者都会出现此种症状，即便有这种症状也不一定都很严重。我记得之前广播里曾播出一个关于嗜睡症的专题节目，当时所介绍的患者都有着十分严重的症状（一般广播都会介绍一些具有代表性且病情较重的病例），但是大部分的患者并没有表现出那么严重的猝倒症状。再有，嗜睡症的症状不是一同出现的，通常是困倦症状最先出现，随着病情的进一步发展，便会出现猝倒症状。

当患上伴有猝倒症状的嗜睡症后，除了服用能减轻倦意的药物外，还可一同服用能阻止猝倒发生的药物，由于猝倒的不可预知性，它对本人和周围人的安全都是一个威胁，所以一定要积极寻求治疗。

⊙ **入睡时出现幻觉和梦魇都属于嗜睡症状，我也曾有过这
   种体验，这么说我也是嗜睡症患者了？**

　　嗜睡症的症状包括有入睡时的幻觉（入眠期幻觉）、醒来时的幻觉
（醒时幻觉）、梦魇（睡眠瘫痪）等，有些嗜睡症患者在入睡时会感觉
有人站在床边，而有些患者会突然从睡梦中惊醒，醒来后发现身体无法
动弹（梦魇），总感觉有人走来走去，让人不寒而栗。

　　这些都与速眼动睡眠（有梦睡眠）有关，由于速眼动睡眠属于有梦
睡眠，人就会产生与梦境相同的幻觉，在速眼动睡眠中我们的肌肉完全
失去力气，无法按照自己的意志来移动身体，这便是睡眠瘫痪。速眼动
睡眠的突然出现是嗜睡症的一大特征，因此嗜睡症患者会经常体验到与
速眼动睡眠相关的症状。

　　那么，出现入眠期幻觉和睡眠瘫痪的人就一定是嗜睡症患者吗？并
不是这样，入眠期幻觉和睡眠瘫痪同样会发生在正常人的身上，只是嗜
睡症患者的症状出现频率要超过常人（大约高出50%），数据来源于嗜
睡症患者的亲述，但有不少嗜睡症患者从来不会出现类似症状。

　　嗜睡症的最主要症状不是夜间的睡眠不足，而是突然的睡意袭来以
及浑身变得无力。如果这种症状始终不见消退，很可能是患上了嗜睡
症，这时需要接受夜间多导睡眠监测和多次睡眠潜伏期测试来加以
确认。

⊙ 能将嗜睡症说成是一种睡眠太好的疾病吗？

有位当医生的后辈来到了我的睡眠门诊，他说自己晚上睡不好觉，白天困得不行，干起工作来十分费力，用他自己的话来说，他属于偏敏感的性格。

我认为他是由于紧张导致精神性失眠发作，于是便教给他一些睡眠卫生的知识，又给他开了些安眠药，几个月后这位后辈又找到了我，说自己白天依旧犯困，很担心这样下去身体会不会出什么大问题。

这时我认识到这位后辈的问题并不是失眠，而是白天的犯困，于是对其进行多导睡眠监测和多次睡眠潜伏期测试，最终确诊他患有嗜睡症，我给他开了些治疗嗜睡症的药，这位后辈在服用过后感觉自己每一天都活在人生的巅峰中。

后来经过进一步交谈才得知这位后辈从上初中起就时常感到犯困，他本人也很清楚这一事实，为了学习他需要付出极大的努力来抵抗不断袭来的困意，既然这位后辈患有嗜睡症，那为何他还声称自己患有失眠症呢？

嗜睡症是受困倦折磨的人，睡眠质量并不高，换句话说，嗜睡症患者无论在白天还是黑夜都很难有优质睡眠，到了夜晚本该睡眠的时间却出现了白天的觉醒状态，同样在白天也会出现晚间才会有的睡眠状态。

如果将完全的清醒状态比喻为白色棋子，完全的沉睡状态比喻为黑色棋子，两种颜色棋子分别放在不同的容器中便是正常人的睡眠，黑白棋子混在一起便是嗜睡症患者黑白颠倒的生活，千万不要因为失眠而无视嗜睡症的存在。

⊙ 有没有能确认白天困倦程度的方法？——爱泼沃斯嗜睡量表

"白天犯困"和"疲倦"都是主观感受很强的词汇，但我们也能以客观的方式来测量白天的困倦程度，在睡眠观察室里可通过多次睡眠潜伏期测试（multiple sleep latency test）和清醒度维持测试（maintenance of wakefulness test）来测量。

这里介绍一种以问卷调查形式来对困倦程度进行简易评测的方法——爱泼沃斯嗜睡量表（Epworth sleepiness scale）。

根据下面列出的各种情况下困倦程度来给自己打分，如果总分超过8分，则说明患有周期性困倦症状，此时就有必要通过多次睡眠潜伏期测试和清醒度维持测试来进一步确诊。

如果处于下面环境下，困意会达到何种程度？不要只回答会感到犯困，还要说明其深浅程度，要以近期的日常生活为标准，如果有些情况未曾体验过，可以试想处于当时环境下会有何种反应。

请根据实际情况在最合适的选项上做出标记。

选项　0 ＝ 完全不困
　　　1 ＝ 轻度困倦
　　　2 ＝ 中度困倦
　　　3 ＝ 极度困倦

1. 坐着看书时[0・1・2・3]
2. 看电视时[0・1・2・3]

3. 安静地坐在公共场所内（剧场、会议室内）[0·1·2·3]

4. 以乘客身份在车上连续做了一个小时[0·1·2·3]

5. 下午的休息时间[0·1·2·3]

6. 坐着与人聊天时[0·1·2·3]

7. 午饭没喝酒，吃完后安静地坐着时[0·1·2·3]

8. 开车时因为道路堵塞而等待几分钟时[0·1·2·3]

总分：（ ）分

⊙ 努力为生活而打拼的你，你的睡眠还好吗？

　　30岁出头的公司职员P先生由于白天太过困倦而走进了睡眠门诊，之前他曾通过报纸了解到嗜睡症的症状是白天极度困倦，于是他想通过诊断来确认自己是否已患上嗜睡症。

　　首先，他被要求写下近一个星期的睡眠日志，日志上要注明睡眠时间、觉醒时间、午睡时间等与睡眠相关的信息。

　　P先生在日志上写了自己凌晨1时入睡，凌晨5时起床，由于感觉到自我潜能开发的必要性，早晨6时会去英语晨间培训班听课，听课结束后再上班，下班后还要参加汉语培训班，在住家附近的健身房做完运动后，回到家中已是夜里11时。

　　一躺在床上不用10分钟就进入梦乡，中间也不会醒来，但凌晨5时的起床却十分痛苦，吃完午饭后由于睡意袭来，他会趴在桌子上睡20分钟，即便如此也很难在工作中集中精力，很容易产生疲惫感，最近情绪也变得消沉，脾气也越来越大，经常和妻子吵得不可开交。

从P先生的身上看不出嗜睡症状，患上嗜睡症的可能性较低，看上去更像患上睡眠缺乏综合征，睡眠时间被人为地减少，达不到生理上的必需时间（最少7小时），于是便形成慢性睡眠不足。

我建议P先生尽量削减早晨和晚间的日常安排，患者便将英文课时间从早晨挪到晚上，中断了汉语学习，运动时间也被缩短，晚上10时能回到家中，在子时之前入睡，第二天早上7时起床，睡眠时间增加到7小时，2周过后P先生又找回了往日的工作激情。

在感到白天犯困时最先要怀疑和最常见的病症是睡眠不足综合征，如果最近感到疲惫和困倦陡然上升，首先要考虑是否因为睡眠时间没有得到充足保证。

⊙ 疲劳的原因是什么？如果感到疲劳该如何应对？

疲劳的原因是什么？当运动不足或睡眠不足时我们都感到疲劳，疲劳也是其他一些疾病的症状，有天突然感到浑身没有一丝力气，吃完午饭后便困得不行，很想睡个午觉，那么究竟是什么造成了疲劳？

压力、错误的饮食习惯、过度劳累、疾病等都可能是成因。

一般情况下，我们可以从生活习惯和日常生活中找出疲劳的原因，自己再通过努力便可以解决。

解决问题的第一步是检视我们自身是否存在诱发疲劳的不良生活习惯。

可以从以下几方面入手。

睡眠不足：如果你的实际平均睡眠时间要比必需睡眠时间少一个小

时，那你就有可能陷入睡眠不足状态中，结果正常的生活规律会被打乱，睡眠不足的人通常睡得很晚，即便躺在床上也不能轻松入睡，年龄越大越难以进入熟睡状态，睡眠途中还会频繁醒来，第二天觉醒的时间也很早。年纪大的人之所以睡不好觉，不单纯是"年龄"的原因，和其他疾病一样，睡眠障碍也会随年纪的增长表现得更为频繁和严重，为了不让睡眠障碍发展至无法控制的地步，患者需要采取必要的治疗手段。

压力和焦虑：如果做完一件事后又马不停蹄地接着做另一件事，不给自己片刻的喘息机会，最终整个人会彻底崩溃，以至于一事无成。当人始终处于焦虑状态下，整天就像活在剃刀边缘，肉体和精神都不得到放松，无法实现真正意义上的休息。没有人能将所有活儿都揽到自己一人头上，要明白自己的极限所在，给自己留出必要的休息时间。

运动不足：不要以疲劳为借口而不运动，经常不运动的人如果猛然运动一下，仅存的一点体力便会消耗殆尽。每天进行一次半小时以上的运动，可以疏减压力和调整情绪，让人重现活力，一定要避免在睡前进行运动，过于接近入睡时间会妨碍入睡。

饮食习惯：食物摄入不当和水分补充不足都会使我们的身体在运动时得不到足够的热量补充，试图用咖啡因来阻挡疲劳无异于饮鸩止渴，如果在午后为了赶走困意而摄入咖啡因，到了晚上入睡便成为问题，即便入睡也很难进入熟睡状态。

药物：有些降压药和抗组胺剂会诱发疲劳，由于感冒药或镇痛剂中含有咖啡因或神经刺激剂，它们会对睡眠造成影响。

☉ 改变了生活习惯也还是无法消除疲劳，是不是得了什么病了？

如果休息充足，营养也跟得上，还定期做运动，可就是消除不了身体疲劳感，这时就应该去医院做一次体检，因为有些病的主要表现症状即为疲劳。

第一，贫血易引发疲劳。血液中的血红蛋白起到运输氧的作用，贫血会让人体处于缺氧状态，从而降低能量的利用率。引发贫血的原因有很多种，首先要做的工作就是通过检查来确认自己是否贫血。

第二，癌症也易引发疲劳。癌症是一种消耗体力的疾病，会使人迅速进入体力枯竭状态，如果疲劳始终挥之不去，就必须通过体检来确认是否患上癌症。

第三，抑郁症是一种让人身心俱疲的病症。在抑郁症的诊断标准中也有"无精打采"这一项，换句话说就是"经常感到疲劳"，没有食欲、缺乏热情、晚上失眠、情绪消沉等都是抑郁症的表现症状。

第四，如果感到吃再多也没力气、小便频繁、体重减轻，要小心自己是否患上糖尿病。时常感到口渴，牙龈等身体部位很容易感染，感染恢复时间又长，则极可能已患上糖尿病。

第五，不宁腿综合征会在夜间发作，腿部不适感会给睡眠带来障碍，既难以入睡又会经常在睡眠中醒来，因睡眠不足而产生疲劳。

第六，与打鼾症状同时出现的睡眠呼吸暂停会让人难以进入深度睡眠，睡眠中的缺氧会让大脑和身体无法得到休息。

第七，甲状腺功能障碍也会造成疲劳。如果患有甲状腺功能低下症，人体便产生不了必要的甲状腺激素，甲状腺激素不足会导致身体乏力、手脚冰凉、便秘、皮肤粗糙、嗓音干涩，甲状腺激素分泌过多又会造成甲状腺机能亢进，会出现肌肉无力、体重减轻、心跳加快、容易激动和疲劳，通过甲状腺功能检查可确认是否患上此病。

人的精神状态和身体状态在一天之内会以一定的节奏上下波动，夜晚犯困和白天清醒就是很具代表性的节奏。

　　但如果昼夜节律出现紊乱，白天极度瞌睡，将会引发一系列严重问题，尤其是在考试期间，本身这段时间就已承受着各种压力，如果正常的睡眠—觉醒节律再被打破，那么白天就会明显感到注意力和记忆力下降。

5

昼夜节律障碍

머리가 좋아지는 수면

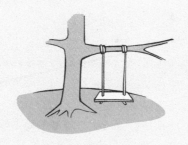

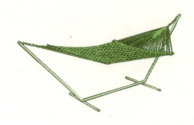

⊙ 倒时差——来到美国应该遵循美国的作息时间，还是本国的作息时间？

　　人们因为各种原因而出国，如果目的地国家距离较远，就存在着倒时差问题，所谓的时差症是指抵达会产生时差的国度后，出现了失眠、白天瞌睡、身体不适和肠胃等问题。

　　我们体内的生理节律（昼夜节律）遵循的是本国的作息时间，假设抵达美国后当地时间为白天，而本国还处于深夜，睡意便会朝我们袭来，在本应该入睡的时间段内却在走来走去，这对体力是极大的考验，并且由于"深夜"就餐，食物很难被消化。到了美国时间的晚上，虽然躺在了床上，但由于本国时间为早晨，所以大脑依然清新，很难产生睡意。

好不容易下决心出国或因工作需要频繁出国的人，要想抵达国外有个良好的精神状态，首先需要解决的问题便是时差，往返于东西两半球之间（例如从亚洲到美洲）会更容易受时差问题困扰。

　　通常克服一个小时需要一天时间，也就是说如果去到会产生8小时时差的地方，完全适应时差则需要用8天时间，如果旅行时间为3天，在未适应时差之前必须回到本国，那么回国后还要继续倒时差，如果旅行时间为一周以内，人体的生物钟不可能完全适应时差，所以要通过各种努力来减少因时差带来的症状。

　　为了更好地适应时差，一登上飞机就要将手表调至目的地时间，日常生活都按当地时间来进行（如果目的地正处于夜晚，就要尝试入睡和避免激烈运动），同时还要对自己进行一些心理暗示。飞机上最好不要喝咖啡或酒类饮料，因为它们会打乱人们的昼夜节律，让人更难以应付时差。

　　假设从东亚飞抵美国，如果当地时间为晚上，就要将室内照明调暗，以诱导褪黑素的出现。起床时间要比平时提前1～2个小时，来到室外晒晒太阳，当美国时间为白天时就要进行一些活动，而不能再考虑此刻东亚时间为黑夜，来到室外晒太阳可对睡眠诱导激素——褪黑素的分泌起一定抑制作用，从而减轻困意。如果美国时间是早晨，可以适量喝些咖啡或其他提神饮料※，让自己的大脑保持清醒，注意一定要适量，否则将会妨碍到夜间睡眠，如果白天过于困倦，可以小睡一觉，时间不要超过15分钟，这同样是让大脑保持清醒的好办法。

　　为避免因时差而出现消化问题，用餐时间一定要固定，并尽量选择一些清淡的食物。研究结果显示吃得越少就越容易克服时差问题，所以当不觉得饥饿时，就没有必要将飞机上提供的食物全部吃掉，在抵达目

※如咖啡起不到提神作用，可以去睡眠门诊开一些没有依赖性的安全觉醒剂。

的地后也要有意控制食量，以便于更好地适应时差。

在晚上睡觉前可服用褪黑素。众所周知，褪黑素能缓解因时差而出现的失眠症状，但由于褪黑素被划归为食品，产品的生产和流通不如药品那么严格，因此，选择质量有保证的产品显得尤其重要。

如果褪黑素的效果不明显，一些药效维持时间较短的安眠药会更有效，一般由于旅途劳顿，入睡变得很容易，但过了1～2小时后，人便会频繁醒来，安眠药能有效减少睡眠中的觉醒次数，从而保证睡眠的连贯性。

如果登上了返程飞机，也同样要将手表调成本国时间，生活节奏也随之进行改变，在机舱内可以看书、看电影或休息，通过看表这个动作来逐渐培养对表上时间的感觉，这对适应时差非常有利，假设本国时间为夜里12时，大脑便自动产生"该睡觉了"的想法，有了这个想法后身心便能更轻松地应对时差问题。

⊙ 要想考试成绩好就必须遵循昼夜节律吗？

无论是谁都希望自己能在一个最佳的身体状态下完成考试，将自己的能力毫无保留地发挥出来，那么为了达成此目的你是如何努力的？你又是否曾做过努力？

人的精神状态和身体状态在一天内会按一定的节奏上上下下，其中晚上瞌睡白天清醒是最具代表性的一个，这是我们最为熟悉的一个人体节奏。

所以考试时间不会定在晚上，但人体在整个白天并不总保持着十分清醒的状态，午饭后2～3时是人体的困倦时间，想必很多人对此都深有同感，这是因为这段时间正好是人体昼夜节律的困倦时间段，该时间段内人的注意力、记忆力、创造力会全面下降，因此人们很难将曾经学过的东西发挥出来，大部分人对于此种状况并不陌生。

如果昼夜节律完全紊乱，白天嗜睡现象十分严重，我们就不能掉以轻心，尤其人们在考试阶段本身就要承受很多种压力，如果再没有良好的睡眠—觉醒节律作保证，注意力和记忆力便会在白天呈急剧下降趋势。

所以我们有必要通过对昼夜节律的调节，在进行最重要的科目考试时让自己处于最佳状态。青少年常会晚睡晚起，假设一名学生平时都是早上8时起床，在考试当天改为6时起床，可根据他的昼夜节律推测他的大脑极有可能在早上8时仍处于睡眠状态，所以该学生要想最大限度地发挥出自己的实力，必须要让大脑提前进入清醒状态。

首先要在考试前4周起将起床时间向前推移，通过对昼夜节律的调整让大脑及早清醒。如果时间已不允许这么做，早晨打开3000勒克斯以上亮度的照明灯也能有所帮助，起床后在亮光的刺激下，脑垂体内的褪黑素分泌会减少，生物钟系统便能很快进入觉醒状态。服用安全的觉醒剂也能收到不错效果，莫达非尼是一种几乎没有任何副作用、只在白天产生药效的新型安全觉醒剂；因昼夜倒班或时差问题而感到困倦的人群，需要以最清醒的状态进行重要考试的人群，莫达非尼能为他们提供必要的帮助。

⊙ 我们体内的生物钟会随光线而变化吗？

1729年，让·雅克·迈朗发现即便将含羞草置于完全黑暗的环境下，含羞草的叶子也会随太阳升降而开合，从而证明生物体内存在一种不受外部刺激的自发性生理特征调节系统。

人的生理反应也存在着一定的节奏，脑电波周期大约为0.1秒钟，心跳周期为1秒钟，呼吸周期为10秒钟，速眼动睡眠和非速眼动睡眠的周期为90分钟，睡眠和觉醒的周期为24小时※。

最理想的昼夜节律是与地球的自转速度保持一致，即为24小时，但现实并非如此，人的生理周期大约为25.3小时，也就是说生理节律要比地球自转周期多出大约1.3个小时。尽管如此，大部分人还是能够按照24小时来调整生理节律，一些外部刺激如上下班时间、用餐时间、会议时间等就是我们自身生理节律调节后的结果。

对于人体生理节律来说，最重要的外部刺激是光线。

当我们睡在有窗口的房间内，到了早晨随着太阳的升起屋内会逐渐明亮起来，光线会通过眼皮传递至视网膜内，进而会刺激大脑，于是褪黑素这一睡眠激素的分泌便会减少，人便慢慢从睡眠中醒来。

早晨起床后如果目视刺眼的太阳，在强烈光线的刺激下褪黑素分泌会急剧下降，我们的大脑便猛然清醒过来，此时我们身体的生理节律会被重新调整，1.3小时的不同步问题因此得到解决，所以早晨目视阳光可以重置（resetting）我们体内的昼夜节律。

从早晨起床目视阳光的那一刻算起，在经过大约14小时后，作为睡眠激素的褪黑素又开始分泌，所以我们甚至可以说自起床那一刻起当天晚上的睡眠便已准备妥当，因此若想在希望的时间内入睡，就必须在这个时间的14小时之前醒来，这也是为什么在失眠症治疗中起床时间的重要性要超过入睡时间。要想睡得香，还是养成早上不赖床的好习惯吧，还不要忘记在起床后用注视阳光的方式为自己预订好当晚的睡眠。

※由于睡眠—觉醒节律大约以24小时为一个周期，因此也被称为昼夜（circadian）节律。

⊙ 光线过于明亮的环境会妨碍睡眠吗？

在爱迪生未发明电灯之前，夜间照明是件十分奢侈的事，否则也就不会有囊萤映雪这样的典故了。到了晚上如想照亮室内需要投入一笔不菲的费用，而且照明效果也不理想。

但自爱迪生发明出白炽灯后，一到夜晚家家户户都点上了属于自己的"小太阳"。以前只能在白天开展的活动如今也能在夜晚进行，白炽灯的发明大大拓宽了人们在夜晚的活动空间和时间，人们可以将白天的活跃状态一直延续到深夜，而这么做则是以患上失眠症作为代价。

不久前一家电视台向我提出了"晚上开灯睡觉会怎样"的问题。

首先开灯睡觉肯定很难进入睡眠，主要因为亮光会抑制褪黑素的分泌，在自然节律的作用下褪黑素虽然会分泌，但其分泌量还不足以让人入睡，即便入睡也会因亮光而导致褪黑素的分泌始终被抑制，因而难进入深度睡眠。除此之外，与褪黑素同时分泌的生长激素、性激素等也会受到影响，这样人体便难以通过睡眠来实现生长发育功能和疲劳恢复功能。

既然夜间太亮的照明会妨碍睡眠及睡眠的附加功能，那为何还有些人执意将室内照明调得过亮呢？原来是这些人觉得室内过暗会"伤害视力"，当然过于昏暗的环境肯定会损伤视力，但是人们在进行交谈或看电视这样的日常活动时，确实没必要将室内照明搞得如同白昼。

去国外旅行拜访过当地人家或住过饭店的人会有同一个感受，那就是大部分的照明都是间接的，稍显昏暗的环境让人内心产生安定感，很少有从天花板直射下来的照明光线，当然在读书或写字的位置少不了一座台灯，这种状态下的照明既不会对睡眠造成妨碍，也会让住在里面的人感到情绪放松。

⊙ 上年纪的人更难适应倒班工作吗？

随着产业化不断推进，倒班变得越来越普遍，与正常朝九晚五工作时间不相符的所有工作都可视为倒班工作。

例如从下午3时工作到晚上10时就算是倒班，由于在这段工作时间内人还处于清醒状态中，倒班并不会对生理节律或健康产生不良影响。

但是倒班工作通常将一天24小时分为每段为8小时的三等分，因此也就有了从晚上10时工作到第二天早上6时的夜班。

如果是值夜班，就必须在本该睡眠的时间内以清醒的状态来工作，由于瞌睡的侵扰工作效率变得低下，等工作结束后回到家中，本想好好睡一觉，却发现很难入睡，工作中的困倦以及回到家中的失眠是倒班失眠障碍的最主要症状。

年纪大的人更难适应倒班工作，要想很好地适应倒班工作，我们体内的生物钟必须在短时间内完成转换，而年纪大的人由于生理节律中枢※出现机能老化，短时间内难以完成这种转变。此外人们在倒班时需要一定的体力和意志力来应付瞌睡的侵袭，这对于上了年纪的人也是一个难题，很难抵挡住困意，即便强忍住不睡，工作效率也会下降，所以为了干好倒班工作，工作后的睡眠一定要得到保证。但对于年纪大的人来说，睡眠中枢的老化会让入睡变得困难，睡着之后也会随时醒来，同时各种睡眠障碍也会因为年纪大的缘故而找上门来，从睡梦中醒来成为家常便饭，如果白天的睡眠得不到保证，整个人便处于睡眠不足状态中，若以这种睡眠不足状态来应对倒班工作，困意会表现得更加明显。

※位于视神经交叉上核处。

⊙ 是清晨型的人还是夜晚型的人更适合倒班工作？

　　清晨型的人是指习惯于早睡早起、上午时间内头脑更清醒和工作效率更高的人，反之夜晚型的人是指晚睡晚起、到了夜晚思维更活跃的人。

　　曾经流行一种说法，主张人们为了成功就必须向清晨型看齐，然而无论清晨型抑或夜晚型都是由遗传基因所决定，很难以人为方式加以改变，并且各个类型都有其长处，并没有必要刻意做出改变。

　　那么到底哪一种类型的人更适合倒班工作呢？在倒班工作中最难适应的是倒夜班，倒夜班的人必须在本该睡觉的时间保持清醒，因此能坚持到很晚而没有睡意的人更适合这项工作，依此类推便可得出夜晚型的人更适合倒班工作这一结论。

　　人的生物钟周期（可视为一天时间）要稍长于24小时，因此在最自然的状态下我们体内的生物钟周期容易放缓，换句话说，我们每个人天生都具有一定的倒班适应能力，其中那些夜晚型的人由于睡意的出现时间较晚，倒夜班对他们来说并非难事，但面对需要早起的倒白班，适应起来则相对困难得多。

⊙ 什么是倒班失眠症？

　　一位现年20来岁的医院倒班护士金度妍（假名）走进了睡眠门诊，金小姐在上完晚班后从上午10时左右开始睡觉，但由于前一天晚上为了驱赶睡意喝了咖啡的缘故，身体虽很疲惫，睡意却迟迟不来，住宅周围的小孩嬉闹声以及喇叭声将仅存的半时睡意也赶跑，尽管窗帘紧闭，可强烈的阳光还是透过窗口映入眼帘，躺在床上虽想尽快入睡，却总感到身体哪里不对劲，在床上翻来覆去，辗转难眠，时间一长血液便会朝大脑方向流动，以至于出现头疼症状。

在胡思乱想中好不容易进入睡眠，却在2～3小时后再次醒来，此后便再难成眠，金小姐此时便产生莫大的挫折感，为这种睡眠所带来的后果而忐忑不安。有时实在睡不着她还尝试用酒精来解决问题，由于最初的确会带来一些睡意，让她误认为这个办法很有效，然而几天过后曾经的效果却荡然无存，酒精反而给肝脏带来了负担，第二天醒来后困倦度进一步加深。

另一方面，金小姐在上完白班后，晚上也出现了难以入睡和频繁觉醒的失眠症状，由于在没有睡好的前提下投入工作，工作中经常出现打瞌睡现象，尤其在上夜班时情况更为糟糕，另外每隔2～3天的一次倒班让她的饮食变得没有规律，胃炎和消化不良也困扰着她。通过以上症状可以确定金小姐患上了与倒班有关的睡眠障碍。

在爱迪生发明了电灯后，随着产业化进程的逐步深入，倒班工作的比例日渐升高，目前有20%的劳动者从事着倒班工作，在正常工作时间（早上9时至下午6时）以外的时间段内所进行的工作都被称为倒班工作，一些需要24小时连续运转的单位或机构，如工厂、医院、消防、警察、保安等均实行倒班制。

倒班工作要求人们在正常的睡眠时间内进行工作，在清醒的时候又要求人入睡，因此它会扰乱我们体内的昼夜节律，倒夜班症状与飞往欧美等地所产生的倒时差症状并无本质上的区别。

⊙ 应付倒班的窍门——该如何面对无法回避且令人身心俱疲的倒班工作？

首先要对倒班时间做出调整，当然对于某些特殊工作来说，这种调整极其有限，从睡眠医学的观点来看，倒班的间隔时间越长越好，倒班其实和倒时差是相同的道理。由于人们需要一天来适应1小时的时差，倒班的间隔时间最好为1个月以上。如果属于三班倒情况，则倒班顺序最好遵循上午—下午—晚上的正常时间流向，从而让我们体内的生物钟能够更好地适应睡眠—觉醒节律的延后。

倒班所引起的失眠和其他类型的失眠都采用相同的治疗方法，同时还要注意睡眠卫生。

在上夜班时即便困意来袭也不要喝含有咖啡因的咖啡或绿茶等提神饮品，如感到实在难以坚持，可以站起来活动5分钟以驱赶睡意，一项研究显示5分钟的散步所起到的觉醒效果不亚于喝下一杯咖啡。在工作条件允许的前提下，当感到极度困倦时可以小睡上10来分钟。

在对倒班失眠症的治疗中卧室环境相当的重要，光线一定要被完全阻挡住，起诱导睡眠作用的褪黑素对光线十分敏感，黑色的窗帘可以完全遮住光线，如果仍不满意其效果还可使用睡眠眼罩，有噪音产生则使用耳塞。上完夜班后如果在回家路上暴露在日光下，褪黑素的分泌会减少，大脑会呈现严重的觉醒倾向，因此在下班路上要佩戴深色太阳镜，阻挡住日光的照射。

千万不要因为睡不着而去喝酒，在最开始时酒虽然能帮助入睡，但很快人体会产生耐受性，并且随着酒精浓度的降低，酒精的觉醒作用很快会显现，人于是会从睡眠中醒来。

如果在床上躺了15分钟仍没有睡意，就有必要从床上起来走到另外的房间，用阅读书籍或聆听安静音乐的方式等待睡意的到来，在睡意尚未到来前便躺在床上只会使睡意更难出现。

如果以上这些努力都不足以使睡眠到来，那也只能服用安眠药了。当然这是在睡眠专家确认是否患有其他睡眠障碍的前提下服用，并且服用量要严格遵守医嘱。

有些人对于安眠药的依赖性和成瘾性十分担心，但最近新出的药品由于药效持续时间短，几乎不会对记忆力产生任何影响，如果安眠药的服用遵循和睡眠专家交流后确定的治疗计划，那就没有必要为药物的成瘾性和依赖性而心存不安。

6

异睡症

머리가 좋아지는 수면

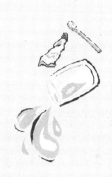

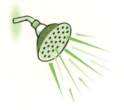

⊙ 午觉正酣时突然惊醒，这是怎么回事？

　　我们每个人可能都有过睡午觉时手脚猛然抽动醒过来的经历，这种现象在睡眠医学上被称为"睡眠抽动（sleep starts）"，是指人们突然从睡梦中惊醒，一般会表现为手脚抽动，但有时全身也会抖动，甚至会叫出声来，醒来后会感到心脏快速跳动，呼吸变得急促。

　　"睡眠抽动"发生于觉醒状态突然侵入睡眠状态之时，有时它会发生于正在做梦之际，因此它会让正在做梦的速眼动睡眠变得不完整，睡眠抽动常出现在正常人身上，因此不属于睡眠障碍。

　　有些人会为突然惊醒后的心跳加速和呼吸急促而忧心忡忡，人在睡眠状态下的心跳和呼吸比较缓慢，如果突然从睡眠中醒来，为了配合觉醒状态，心跳和呼吸频率加快也是理所当然的现象。

睡眠和觉醒的配合尽管丝丝入扣，偶尔还会出现齿轮错位的现象，睡眠抽动通常会在前一天没睡好或压力过大的情况下出现，如果出现了"睡眠抽动"，不必过于慌张，可将其视为我们身体发出的需要休息的信号。

⊙ 我那70岁的老头子在睡觉时突然又蹬脚又大喊，这到底是什么病？

　　梦主要出现在速眼动睡眠中，在梦中会出现被人追赶或纵身一跃的场景，大部分的人不会将梦中所体验和实施的行为付诸于真实行动，因为还有个保险装置：就是当进入睡眠后身体肌肉会失去力量，尤其在速眼动睡眠中运动神经被抑制，身体肌肉陷入完全无力状态（当然与呼吸器官或血液相关的自律神经系统除外），速眼动睡眠中所体验到的行动便不会被移植到现实中。

　　然而生活中的确存在一种将梦中内容转为行动的疾病，这便是速眼动睡眠障碍。这种病一般发生于50岁以上的人群中。如果做了与小偷搏斗的梦，就会伸手打到身边熟睡的人，或者用脚踢向墙壁，有时甚至会站在床上又蹦又跳。在这个过程中周围人或本人都会受到伤害，身患此病却又没接受医生诊断治疗的病人为了保护自己和身边人，会将自己绑在床上睡觉，其实这种病症是可以通过多导睡眠监测和服用药物的轻松方式来治疗的。

　　对这种病症做出正确诊断的重要原因是此病因脑部异常而起，病发几年后还会出现帕金森病等退行性疾病。

⊙ 梦呓也是病吗？

每个人都说过梦话，也听过别人说梦话，那么说梦话也算是一种病吗？

有位年轻女性因为说梦话而来到了睡眠门诊，一同前来的还有她的母亲，据她母亲说这位女性几乎每天都说梦话，并且还能用梦话与人交谈，如果周边人回敬了她一句，她便会接着说下去，这种对话可持续很长时间，家里人很早就发现了这个现象，但没人将其放在心上，直至隔了很长时间才来串门的姐夫知道此情况后大为吃惊，极力劝说她去医院检查一下。

以睡眠医学的观点来看，梦呓本身并不是什么疾病，因此只说梦话没有其他症状的人不被视为治疗对象。

但如果梦呓作为速眼动睡眠障碍或夜间癫痫发作的一种症状而存在，便有必要采取相应的治疗措施，梦呓声音过大和次数过频会妨碍人们的睡眠，此外梦话的内容会带来意想不到的烦恼，如在结婚前说出了以前恋人的名字，或是说出一些令听者心情不快的话语，这都可算是梦呓带给人们的伤害。

⊙ 梦游症是怎么回事，梦游中若醒来会不会带来伤害？

梦游症常见于大脑尚未发育完全的儿童身上，一般出现于睡眠的初期（进入睡眠后的3小时以内），由于梦游者大多会闭着眼睛来回走动，因此很容易惊吓到身边的人。梦游症出现于深度睡眠阶段，由于外部刺激（多为噪音）的影响，大脑一部分从睡眠中醒来，另一部分仍处于睡眠状态，所以第二天早上当事人想不起自己曾做过什么。

出现在儿童身上的梦游症在大脑的发育成熟后，出现频率会逐渐减少，直至完全消失，因而无须接受专门治疗，但是梦游症患者有可能因为撞到家具上而受伤，还有可能直接从敞开的门窗跑到户外，因此为了保障儿童的安全，一定要将家中一些危险的物品收好，锁好门窗。

梦游症发生于深度睡眠阶段，此时大脑仅有一部分处于清醒状态，因此当儿童处于梦游中时，很难被外力唤醒。虽然使劲摇晃儿童让其觉醒的做法并不会伤害到儿童，但会让儿童的大脑处于极度混乱状态。当发现儿童出现来回走动的梦游症状时，最好的方式是在儿童的耳边低语，诱导其躺下重新进入完全睡眠状态。

有些成年人会因腿部不适而无法入睡，同样通过按摩或走动可缓解症状，成人身上所出现的此种症状被睡眠专家称为不宁腿综合征，这种病症可通过服药方式进行积极治疗，不宁腿综合征患者会出现入睡困难和频繁觉醒的症状，因而备受慢性睡眠不足的折磨。

7

睡眠中的动作障碍

머리가 좋아지는 수면

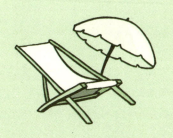

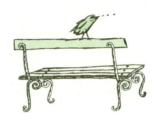

⊙ 腿部不适造成了入睡困难，这是为什么？——不宁腿综合征

　　64岁的家庭主妇喜子一到晚上腿就难受得要命，入睡成为一大难题，就感觉小腿肚上有无数个虫子爬来爬去，那种难受的感觉无法用言语来形容，有时她会唤醒身旁睡得正香的老伴，让他帮着揉揉腿，搓搓过一阵后不适感有些减轻，但持续时间很短，从床上起来通过走动也可消除这种不适感，迫于无奈她只好睡眼惺忪地在客厅来回踱步，等感觉好一些后重新躺在床上，可腿部的不适感还是会不请自来。

　　喜子在睡着时还会周期性蹬腿，这让睡在一旁的老伴吃了不少苦头，早晨起床会发现连被褥都滑到了床沿下方。

　　喜子的病症在夜间表现得更为严重，当安静地坐在火车或飞机上进行长途旅行时，也会出现相同症状。

喜子所患的病症多出现于35岁左右的人群中，喜子最开始以为得了与骨骼相关的疾病，于是跑到骨科做了X光透视，结果发现骨骼没有任何问题，后来又吃了些止痛片，仍丝毫不见效果。

由于腿部的不适让喜子无心睡眠，她就找到了专门医治失眠的睡眠门诊，医生通过诊断发现喜子患上了不宁腿综合征。由于这种病可能是因为身体缺铁，随后又对她进行了血液检查。医生向喜子解释道，不宁腿综合征是源于大脑中一种名为多巴胺的神经传导物质出现了代谢异常，待喜子弄清病因后医生为她开出了处方药。

喜子按照医嘱未等症状出现时提前1小时服下药物，结果每晚都会如约而至的腿部不适症状终于成为了历史，喜子在时隔30年后又能酣然入睡了，只要她坚持服药，症状就不会再出现。

喜子的儿子也患有同样的症状，他也随母亲一同前来，儿子也被确诊为患上了不宁腿综合征，睡眠专家认为不宁腿综合征具有一定的遗传性，一个家族里的不同家庭成员会出现相同症状，另外6～7岁儿童感受到的发育疼痛可能也与不宁腿综合征存在着一定联系。

由于人们对不宁腿综合征的了解和治疗方法的研究全都刚刚起步，睡眠医师中也有很多人不大清楚此病症，感受到治疗效果的喜子在各种聚会活动中总会劝说那些患有同样病症的朋友赶紧去睡眠门诊接受治疗。

⊙ 不宁腿综合征常出现于哪些人群中？

65岁以上的人有10%、30岁以上的人有3%患有此病，年龄越大发病率越高，没有此症状的女性也会因怀孕而出现此症状，这与怀孕导致身体缺铁有关，这种病症也多见于糖尿病患者和甲状腺功能低下者，如果不满30岁的人患有此病，很大可能是遗传所致，患者将父亲或母亲的病患继承了下来。

⊙ 老是喊自己腿肚子疼的儿童，是因为发育疼痛吗？

　　一些上幼儿园或小学低年级的儿童会说自己的腿肚子疼，一般这种疼痛通过按摩能得到缓解，由于这是在生长发育过程中出现的疼痛，因此被叫做发育疼痛，但是儿童所感受到的腿肚子疼并不全是发育疼痛。

　　有些成年人会因腿部不适而无法入睡，同样通过按摩或走动可缓解症状，成人身上所出现的此种症状被睡眠专家称为不宁腿综合征，这种病症可通过服药方式进行积极治疗，不宁腿综合征患者会出现入睡困难和频繁觉醒的症状，因而备受慢性睡眠不足的折磨。

　　鉴于不宁腿综合征和发育疼痛的相似性，一部分学者通过研究发现一些儿童的发育疼痛实际上就是不宁腿综合征在儿童身上的表现，如果属于这种情况，即便年龄增长这种疼痛也不会消失。此外父母若患有不宁腿综合征，其子女的发病率会高于常人，不宁腿综合征具有遗传倾向，如果后代因遗传作用而患上此症，该病症便会表现出发病期提前和伴随患者一生的特点，到了50多岁病情更加严重。

　　孩子的发育疼痛如果持续3个月不见消退，并且白天还出现精力不集中和烦躁症状，就必须要接受睡眠专家的检查，对于儿童的治疗不能使用药物，只能通过多样的行为疗法来缓解症状。

⊙ 如何医治不宁腿综合征？

前面曾提到过，不宁腿综合征的成因是大脑特定部位的一种神经传导物质——多巴胺出现了分泌不足，由于多巴胺的合成少不了铁（Fe），因此可以认为是身体缺铁导致了多巴胺的合成不足，妊娠期妇女因缺铁而表现出的不宁腿综合征症状，便是这种观点的有力佐证。

作为治疗不宁腿综合征的药物，多巴胺激动剂能让大脑内多巴胺的传导趋于正常，如果经过血液检测发现体内缺铁，也可以服用补铁制剂来进行治疗。

长期受不宁腿综合征折磨的患者，如果症状不太严重，热敷、按摩或涂抹放松肌肉的药膏都能取得一定效果，此外为防止病情出现恶化，睡前勿做激烈运动。

目前来说，治疗不宁腿综合征的最有效药物还是多巴胺激动剂。

⊙ 妻子睡觉时腿动来动去，很难和她同睡一床，为什么会这样？

有些人睡觉时手脚会出现周期性抽动的现象，由于四肢（腿和胳膊，常表现为腿动）按照一定"周期"抽动，这种症状就被称为"周期性肢动症"（Periodic limb movement disorder）。

这种症状发生于睡眠中，当事人并不清楚病情，当四肢打到身旁睡着的人后，当事人才会从身旁人的口中得知此事，四肢严重抽动会让睡意变浅，让人频繁醒来，因此周期性肢动症患者的睡眠缺乏连贯性，睡眠质量不佳。

80%的不宁腿综合征患者同时患有周期性肢动症，两种病症之间的关系密不可分，肝病或肾病患者、腰部受过伤的人更容易出现此症状。

周期性肢动症多见于女性，妊娠期由于铁的流失导致症状更为明显，虽然儿童不常出现此种症状，但如果睡眠不足，白天时间内便会出现多动和学习障碍等症状。

若怀疑自己患上周期性肢动症，就应该接受多导睡眠监测，搞清楚自己的症状严重程度、周期性肢动症所引起的睡眠觉醒频率、是否还伴有不宁腿综合征或打鼾/睡眠呼吸暂停症等其他症状后，再来确定适合的治疗方案。

⊙ 睡眠中的腿部突然痉挛是怎么回事？

痉挛是指突发性的肌肉抽筋，常见于小腿肚及脚部小肌肉群部位，痉挛的发生虽然具有突然性，但在症状出现之前身体会发出异常警告，痉挛持续时间有时为数秒，有时则为几分钟，一般情况下症状都会慢慢消失。发生痉挛后，可以通过拉伸（stretching）、按摩（massage）、热敷、尝试移动的方式来缓解症状。

岁数大的人腿部痉挛发生的频率较高，如按年龄来统计发病率，儿童青少年的比例为7%，60岁以上的人为33%，80岁以上的人为50%以上。

患有糖尿病、末梢血管疾病、代谢疾病的人更易出现痉挛，激烈运动后也常会带来肌肉痉挛，如果身体处于服用避孕药、脱水、电解质紊乱、内分泌失调、神经肌肉障碍的状态下，发病率会明显上升，腿部如果老不活动也很容易抽筋，有40%的孕妇都有过腿部痉挛的经历，分娩后则症状消失。

　　下肢痉挛所引起的痛感是因为肌肉收缩造成局部代谢物质的堆积，从而导致血液循环不畅。

　　为预防下肢痉挛，平时要对常发生痉挛的部位做一些力度稍强的肌肉拉伸，当身体蹲下后下肢肌肉和韧带自然会被拉长，然而由于近来人们的生活方式越来越趋于西化，蹲下来的机会变得很少，这也在某种程度上导致了下肢痉挛症状的日渐增多。

⊙ 为什么睡觉时会磨牙，该如何治疗？

　　有些人在睡觉时会磨（grinding）牙或咬（clenching）牙，由此而产生的刺激和疼痛会妨碍睡眠，这些症状被统称为磨牙症（bruxism）。

　　磨牙所发出的噪音会对身边人的睡眠造成妨碍，另外磨牙本身也会加速牙齿的磨损，并引发牙痛、下巴周围神经痛和头痛。磨牙是指上下牙齿呈水平方向摩擦。从牙齿的构造来看，牙齿对于来自于垂直方向的力量具有很强的抗压性，却很难抵御来自于水平方向的力量，因此磨牙对牙齿的损伤较大。

　　智障或脑瘫患者会出现磨牙症状，相同症状也会出现在心智健康的儿童和成人身上，此症状与心理原因引起的焦虑不安有密切关系。14%～17%的儿童夜间睡觉会磨牙，随着年龄的增长，到了青少年后会降至12%，而中青年人和老人的比例分别为8%和3%。

争强好胜性格的人或注意力高度集中（总处于紧张状态下）的人常见此症，此外牙齿咬合错位也会引起夜间磨牙，生活中的压力、工作负担过重、截止日期临近前的操劳、吸烟和摄入咖啡因都会引起睡眠中的觉醒，进而诱发磨牙症状。

　　多导睡眠监测可以对磨牙症状的严重程度做出评测，磨牙通常发生于属于睡眠第一、二期的非速眼动睡眠状中，极少在速眼动睡眠中出现，通过多导睡眠监测可以确认磨牙症状是否由呼吸睡眠障碍、速眼动睡眠障碍、夜惊症、癫痫等其他疾病所引起。

　　如果出现磨牙症状，需要弄清楚是否由于最近压力过大，倘若真如此，就必须设法消除或减少压力，生物反馈疗法对于缓解压力具有良好效果，同时还要注意减少吸烟和对咖啡因的摄入。

　　为防止持续性磨牙对牙齿造成损伤，在睡觉时要佩戴牙科医院提供的护齿器（mouth guard）。

⊙ 3周岁的婴儿在入睡前会不停用头撞击床头，这是为什么？是不是癫痫发作？

　　有些未满1周岁的婴儿在困倦时或入睡后不久出现全身抖动、头部撞向床铺或墙壁、来回晃头的现象，这在医学上被称为与睡眠相关节律性运动障碍（sleep related rhythmic movement disorder）。

　　患有此种病症的患者有43%表现为全身抖动（body rocking），22%表现为头部撞击（head banging），24%表现为头部晃动（head rolling），9个月大的婴儿有59%会出现此症状，18个月的婴儿则比例降为33%，5岁儿童的比例为5%，青少年和成人身上很少出现此种症状。

出现节律性运动障碍的原因是全身及头部的晃动或撞击会刺激耳前庭（vestibular system）※，从而产生抚慰作用（soothing effect）※※。外部环境的刺激可诱发此症状，若没有适当的外部刺激也同样会诱发病症，患有智障、自闭症、情绪不安等病症的儿童也会因自身体内的刺激而出现此症，另外这种症状会演变成为被动攻击行为（passive-aggressive behavior）※※※，以引起父母的注意。

节律性运动障碍中的头部撞击是最令人头疼的症状，头部撞击墙壁或床头的声响不仅会吵醒身边熟睡的人，还会造成头部受伤。虽然不是很常见，但一些病例报告显示头部在受到严重冲击后，还是会引发白内障、硬脑膜下出血、脑萎缩等疾病。

通过多导睡眠监测可以看出，与睡眠相关节律性运动障碍通常发生于属第二期睡眠的非速眼动睡眠阶段，极少出现于慢波睡眠和速眼动睡眠阶段。此外通过对脑电波的分析可将此病症与癫痫区别开，同时还要搞清楚它与自闭症、广泛性发展障碍、智障之间的区别。

※位于内耳的耳蜗和半规管之间处，由于人体通过它来感觉身体的运动和平衡，因而也被称为平衡器官，它由椭圆囊、球囊和膜质半规管所构成，是人体的平衡感觉器官。1周岁婴儿的耳前庭最为敏感，过完周岁后敏感度逐渐降低。

※※婴幼儿的耳前庭在受到刺激后会产生安定感，人们用摇晃的方式来哄哭啼的婴儿正是出于这个原因，一些童车或儿童专用汽车坐垫上就安装有可安抚婴儿情绪的震动装置。

※※※不通过言语向旁人表露自身的心理状态或不满，而通过伤害自己或他人的行为来进行宣泄的行为倾向。

3周岁的婴儿一般每天会觉醒10余次，这是因为婴儿的睡眠周期要短于成人，但随着年龄的增长，大脑逐渐成熟，睡眠周期开始变长，单次睡眠的时间也不断增长，频繁觉醒的问题便自动消失。

　　与其相信那些特殊食品或药物夸大其词的宣传，保证足够的睡眠时间以及对妨碍睡眠的疾病进行治疗，这才是帮助生长的最自然和最正确的方式。

8

儿童青少年的睡眠和学习

머리가 좋아지는 수면

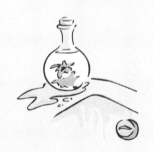

⊙ **3周岁的婴儿每天要醒10余次，怎样才能让宝宝睡得香？**

　　3周岁的婴儿一般每天会觉醒10余次，这是因为婴儿的睡眠周期要短于成人，但随着年龄的增长，大脑逐渐成熟，睡眠周期开始变长，单次睡眠的时间也不断增长，频繁觉醒的问题便自动消失。

　　尽管如此，我们还是可以通过环境调节来让婴儿的昼夜意识更加分明，使其能更好地适应环境。换句话说，我们可以让白天时间内的周围环境更加明亮，从而帮助婴儿加深对白天的认识。与之相反，夜晚则尽量减少光和噪音的刺激，使婴儿明白夜晚的真实含义，在这种外部刺激的调节下，婴儿的昼夜节律日渐成熟起来。

⊙ 轻轻晃动对婴儿的睡眠有帮助吗？

很多人都曾有过轻晃婴儿让其入睡的经历，甚至有些儿童专用汽车坐垫上还装有哄孩子的震动装置，电视节目上也曾介绍过当婴儿在哭泣时打开吸尘器，噪音会令哭泣声戛然而止，那到底是什么让震动或噪音具有安抚婴儿情绪及帮助睡眠的功能呢？

有些人认为震动或震动噪音可能会激活婴儿在子宫内的记忆，让其联想起母亲的心脏跳动声和子宫周围的血液流动声，因而这些熟悉的刺激便具有一定的情绪安抚作用。

有些婴儿或儿童自身也会施加重复性的刺激，其中最典型的莫过于"节律性运动障碍（rhythmic movement disorder）"，儿童在睡觉时会重复移动自己身体某一部位，比如头部撞向墙壁或床头，四肢动来动去，更换上身姿势等，这些有规律的动作被认为可以帮助到睡眠，考虑到这些动作也有可能造成伤害，所以人们还要通过各种安全装置来确保儿童的安全。

⊙ 当孩子提出开灯睡觉的要求，该如何应对？开灯睡觉有碍身体健康吗？

如果孩子提出开灯睡觉的要求，首先要问清楚这么做的原因，虽然每个孩子都有自己的理由，但更多的还是因为恐惧黑暗，对于孩子恐惧的事物，大人们有必要用心聆听孩子的倾诉，安抚孩子的情绪，不能强迫其在漆黑的环境下入睡，需要采用渐进式方法，逐步调暗室内照明，让孩子逐步适应黑暗环境。

在开着灯的环境下人们很难入睡，我们大脑内部里的睡眠—觉醒中枢——视神经交叉上核具有调节睡眠诱导激素分泌的作用，它对光线十分敏感，即便是电视荧屏的亮光也会对它产生影响，从而导致睡眠诱导激素——褪黑素的分泌受到抑制。此外随着时间的流逝，就算褪黑素在自发性节律的影响下得到分泌，分泌量也不足以使入睡轻松实现，并且在整个睡眠过程中褪黑素的分泌始终受到抑制，深度睡眠变得遥不可及。

另一方面如果视神经交叉上核的活动受亮光影响出现紊乱，除了褪黑素的分泌外，生长激素、性激素等的分泌也同样受限，睡眠所具有的生长发育功能和疲劳恢复功能便难以实现。

⊙ 我侄子在摇篮中睡觉时突然猝死，猝死是否遗传？——婴儿猝死综合征 (Sudden Infant Death Syndrome)

婴儿猝死综合征一般是指未满周岁的婴儿在睡眠中死亡，通过尸检也无法确定死亡原因。1个月至1岁的婴儿最易出现此症，在美国大约每年有2500名婴儿因此病症而死去。一般情况下婴儿猝死发生于睡眠状态中，并且死亡当时并无任何明显征兆，而这两点都是让为人父母感到恐慌的原因。有鉴于此，我们必须远离那些可能诱发婴儿猝死的各种危险因素，这时尤为重要。婴儿猝死在每年2～4月的发生率较高，随着气温的降低，发生率还会上升，与之相关的外界因素有：

· 妊娠期的吸烟、饮酒、滥用药物
· 产前的准备工作不充分

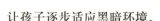

· 早产儿或体重过轻胎儿

· 产妇年龄未满20岁

· 出生以后暴露在吸烟环境中

· 睡衣或寝具极不卫生

· 让婴儿趴着入睡等

　　以上与猝死关系最大的是趴着入睡这一条，这种睡姿会加大下巴位置的压力，气管便很容易被堵塞。1992年美国儿科学会针对此问题开始向世人宣传婴儿仰睡的重要性，此后婴儿猝死综合征的发生率减少了近4成左右。

婴儿猝死综合征的预防措施

　　0. 面朝天花板仰睡，不可侧睡。

　　1. 让婴儿睡在较硬的床垫上，避免使用枕头、水床、羊毛等松软制品作为床垫，婴儿身旁也不要摆放毛绒玩具、蓬松的毛毯或枕头。

　　2. 婴儿睡觉的房间不可过热，不要给婴儿穿太多衣服，人在太热的环境下容易睡得很死，从而导致呼吸即便出现障碍，也很难从睡眠中醒来。

　　3. 不可在妊娠期吸烟、饮酒、滥用药物，产妇吸烟会令婴儿猝死的比例上升3倍，二手烟也会带来相同的危害。

　　4. 尽量使用母乳喂养。

　　5. 产前检查不可缺少，婴儿出生后也要定期去儿科进行检查。

　　6. 不要让婴儿与父母睡在一起，将婴儿放在父母房间内的摇篮里。

　　7. 橡胶奶嘴（pacifier）可减少婴儿猝死比例。

⊙ 睡得好的孩子发育也好吗？

人们都十分关心身高问题，以前并没有的生长发育门诊如今却门庭若市，那么身高和睡眠到底存在何种关系？

生长激素会在睡眠过程中分泌，虽然在白天也会分泌，但一整天分泌量的80%都发生于睡眠中，生长激素不同于其他荷尔蒙，它与睡眠的关系密不可分，其他荷尔蒙会在昼夜节律的作用下于规定时间内分泌，生长激素的分泌则发生于睡眠中，特别集中在属于深度睡眠的慢波睡眠中。

观察睡眠中生长激素分泌量的曲线图，可看出晚上10时至凌晨2时为生长激素集中分泌阶段，电视台方面也曾经就此问题询问过笔者。

生长激素的分泌时间并不固定，只要入睡，尤其是出现了慢波睡眠后，生长激素便开始分泌，如果受试者在晚上9时入睡，10时则开始分泌生长激素，但如果受试者在凌晨1时入睡，则生长激素于凌晨2时开始出现。

如果彻夜未眠，生长激素便几乎不会分泌，熬完夜的人在白天补觉的话，人很容易进入慢波睡眠状态，生长激素也随之分泌，这些都是经过试验所得出的结论。

那么这个试验结论与想要睡好就要早睡早起的观点是否冲突？

有些人会认为只要睡了就一定会分泌出生长激素，因而晚睡早睡并没有太大影响，如果只考虑生长激素，这种观点的确没有问题，但是在夜间分泌的荷尔蒙，既有受睡眠影响较大的，也有受影响相对较小的。此外生长激素机能的充分发挥也少不了其他荷尔蒙的协助。

还有一点，如果我们的睡眠符合正常的睡眠时间（晚10时～早晨6时），慢波睡眠更容易集中出现，数量和质量也更佳，生长激素的分泌也就得到保证，然而睡眠时间的缩短会让慢波睡眠成比例减少，生长激素的分泌时间因此而被缩短。

为了长个子，除了早睡早起和保证充足的睡眠时间外，还要确认是否患有妨碍睡眠的疾病。

睡眠呼吸暂停症是一种常发生在儿童青少年身上的疾病，在睡眠中如果打鼾或因通气不畅而频繁觉醒，深度睡眠（慢波睡眠）的出现比例会明显减少，甚至不会出现，生长激素的分泌也急剧下降。患有呼吸暂停症的儿童易出现智障，这是专家们通过各种研究所得出的一致结论。

与其相信那些特殊食品或药物夸大其词的宣传，保证足够的睡眠时间以及对妨碍睡眠的疾病进行治疗，这才是帮助生长的最自然和最正确的方式。

⊙ 中学生为什么早晨起床很费劲?

为人父母者可能都会认为唤醒自己正在上中学的孩子是件很困难的事，而且就算费劲九牛二虎之力将其唤醒送至学校，也会为孩子那种似醒非醒的精神状态而担忧，而事实上父母的担心也的确不无道理。

父母们光是担心还不够，还必须知道这其中的原因。晚上很晚不睡一直在玩游戏或上网，第二天必然难以醒来，但无论再怎么催促孩子赶紧上床睡觉，得到的回答却总是"现在一点不困"。其实这里隐藏着一个医学知识。

青春期过后青少年的昼夜节律的周期开始变长，周期一长会造成睡意来临的时间较晚，睡眠周期如果太晚出现，结束时间也相应变晚，这就是为什么早上起床费劲的原因。

另外，青少年的各种日常活动较多，很多事情要求青少年直到很晚都必须保持清醒状态，因而对睡眠的需求量也大幅增加，也就是说青少年本应需要大量的睡眠时间，可实际的睡眠时间却较少，白天犯困时喝可乐等含有咖啡因的提神饮料虽能暂时解决问题，但到了晚上，入睡会变得愈发困难，早晨还难以醒来。

为解决青少年的睡眠问题，首先早晨一定要按时起床，周末也不能例外。早晨起床后最好在室外晒晒太阳，中午时间不要喝含咖啡因的饮料，晚上10时过后要为睡眠做好准备，将室内照明调暗，睡眠时间要保证在8小时以上。与其用牺牲睡眠的方式来增加活动时间，倒不如珍惜白天的时光，提高时间的利用效率。

⊙ 天才都是瞌睡虫吗？

笔者在攻读预科时住在学校宿舍里，由于宿舍内还有其他专业的学生，这给了我不少近距离观察他们生活的机会。

在我考学的时候，很多学习天才报考的都是物理学专业，我所住的宿舍里有很多学生是从全国各地选拔出的天才或奥数奖牌获得者，一开始我以为他们必定学习很刻苦，生怕自己会影响他们的学习，但后来跑到他们房间里玩时才发现，他们大多时候都在宿舍里休息或睡午觉，很少在房间里学习，晚上的睡眠时间也丝毫不比常人少。这让我大为不解，这些家伙整天在睡觉，哪还有时间来学习？

我便向他们说出了内心的疑问，所得的回答是睡眠不足会导致思维不清晰，学习当然也无法进行，他们的学习时间虽然不长，但在学习时间内大脑会处于最佳状态，简而言之就是精力足够集中。充分休息后以精力充沛的状态学习1~2小时，留存在大脑中的记忆远超过以浑噩状态伏案学习8个小时，这便是天才们的经验之谈，一般人虽然很难成为天才，但并不代表不可以学习天才的经验。

⊙ 觉睡得越多大脑越好用吗？

很多研究结果显示睡眠能提高人的创造力，其中一项研究证明睡眠时间超过8小时的人其猜谜能力要强于睡眠不足者。

睡眠能够对我们大脑在清醒状态下获得的信息进行梳理，有用的信息会被保存，反之则被遗弃，有用的信息会被储存在适当的场所内，一个大脑中专门用于存放信息的记忆场所。

比方说我们看过了造型独特的建筑物，在睡觉过程中此信息就会被储存在中学时学过的几何知识记忆领域中，为提高记忆的效率，一部分信息会与之前曾学过的知识相联系，重复的信息则会被删除。

前面提到的猜谜也是这种情况，获知谜题后先睡上一个小时，对谜题的记忆便会被存放在适当的记忆场所（大脑某部位），在这个过程中一些相关知识会在自己不知情的状况下被唤醒，相关知识与谜题的碰撞对解谜有所帮助，于是醒来后能猛然想出谜底，但如果解题的人没有睡觉，这种情况便不会发生。人在学到了新知识后，睡眠能让新知识与大脑中的已有知识产生脑力震荡，对新知识的记忆会变得更深刻，并且现有知识也会受惠于新知识，能更长久地留存在大脑中，学习一段时间后再睡能让大脑更加灵活。

⊙ 我们能边睡觉边学习吗？

　　如果我们能边睡觉边学习该有多好？睡觉时听着自己想要学习的有声读物，第二天所有内容全被转化为记忆，这无疑是件幸福的事，但这种事情不会发生在现实中，我们在睡着时，外部刺激会被丘脑这一关卡所过滤，因而刺激无法传递至大脑，我们的大脑在对这些信息进行分析后，不会将其转变为长期记忆。

　　有时小睡一场后会回忆起睡眠中听到的话语，这是因为在睡眠中出现了觉醒状态，并且这种觉醒状态的时间长度已足够以短期记忆形式存在的信息转变为长期记忆。

　　我们虽然在睡眠中什么也学不到，但为能在清醒状态下更好地学习和记忆，夜晚的睡眠不可缺少，睡眠能合成出脑神经活动所需的各种神经传导物质，并且白天所获得的知识也要从短期记忆储存部位转移至长期记忆储存部位。

⊙ 儿童的打鼾与注意力缺陷多动障碍有关系吗？

　　6岁的男孩小明还在上幼儿园，幼儿园老师反应小明无法集中精力做一件事，注意力总会被周围琐碎的刺激所吸引，在和其他小伙伴的交往上也会表现出攻击性和冲动性，为人处世从不顾及他人感受，因而遭到小伙伴们的疏远，可他又不是那种能一个人安静地玩耍的孩子，处罚或奖惩的效果只能维持很短时间。

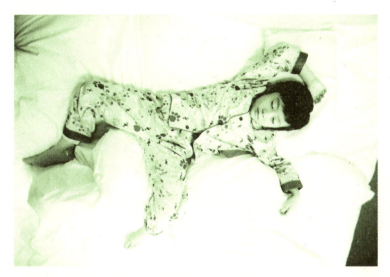

　　小明的母亲陪同他来到儿童精神科，在接受完各种检查后，小明被确诊为患有"注意力缺陷多动障碍"。在这之后小明接受了药物治疗和游戏治疗，其他一同接受治疗的孩子经过一段时间后症状都得到明显改善，可小明的症状仍不见好转。

　　小明十分容易感冒，爱流鼻涕，扁桃体发红，咳嗽也较为严重，睡觉时还爱打呼噜，在急促的喘气声中还伴有呼吸暂停现象，睡觉时身体不停晃动，有时会趴在床上睡觉。

　　为小明做诊断的儿科医生认为，从扁桃体肿大和严重打鼾的症状来判断，小明很可能患上了儿童睡眠呼吸暂停症，建议对其进行多导睡眠监测以最终确认，通过多导睡眠监测发现小明每小时会出现10次以上的睡眠呼吸暂停和低通气现象，几乎无法进入深度睡眠，小明被确诊为患上了儿童阻塞性睡眠呼吸暂停症，随后小明在耳鼻喉科接受了扁桃体和腺样体切除手术。

　　手术结束后，小明的打鼾和呼吸暂停症状完全消失不见，晚上也能睡得很香，在睡眠质量得到保证的前提下，小明在幼儿园的举止不再浮躁，和小伙伴们也打成一片，学习能力直线上升，小明的注意力缺陷多动障碍最终得到了治愈。

　　小明因儿童睡眠呼吸暂停症无法进入深度睡眠，同时又受到慢性睡眠不足的折磨，因而出现了行为障碍。成人睡眠呼吸暂停症是以白天的极度困倦为特征，儿童睡眠呼吸暂停症则更多地表现为行为毛躁、易产生厌烦情绪、易被激怒、学习效率低下，儿童睡眠呼吸暂停症是注意力缺陷多动障碍众多病因中最易被纠正的一个，归根结底是夜间的睡眠问题导致白天出现了行为障碍。

9

女性和老人的睡眠

머리가 좋아지는 수면

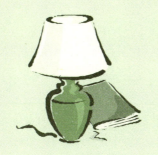

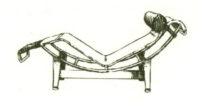

女性的睡眠

⊙ 睡眠障碍是否存在男女差异?

　　一提起睡眠障碍人们就会想起失眠症，女性患失眠症的比例大约是男人的8倍。女性更易失眠与女性荷尔蒙有很大关系，女性荷尔蒙会跟随月经周期的波动对心情和睡眠产生影响。抑郁症更多发生在女性身上也与女性更易失眠有关，抑郁症状中就包含有失眠这一项，在被确诊为抑郁症之前，人体会首先出现失眠症状，女性对于心理压力的敏感度要超过男性，这种压力很容易诱发失眠症状。

　　但也不能因为睡眠好就认为没有睡眠障碍，男性虽然患失眠的比例相对较低，但严重的打鼾也会带来烦恼，男性比女性更易出现打鼾和睡眠呼吸暂停症状。

女性在月经或妊娠期间分泌的黄体酮能强化呼吸刺激，因而睡眠呼吸暂停出现的概率相对较低。由于睡眠呼吸暂停会妨碍夜间的睡眠，无论白天还是夜晚都极度困倦，发展成为"头一歪就能睡着"的嗜睡症，而这种症状就有可能被误读为睡眠良好。

女性在绝经后便失去了女性荷尔蒙的惠泽，身体开始趋于男性化，因而在打鼾和睡眠呼吸暂停方面，男女的差别几乎可以忽略不计。此外绝经期中荷尔蒙的激变会引发更年期综合征，子女们的独立也会引发"空巢综合征"，诸如此类的病症都会诱发抑郁症，失眠症状也会随之出现。

⊙ 例假前睡眠较多，例假后睡眠减少，这是为什么？

女性在例假之前睡眠较多，例假后活动逐渐增多。女性在例假后表现出的活跃积极状态被认为与提高受孕概率有关，从例假结束后直至下一次排卵前，睡眠时间的减少从某种程度上来说也是为了创造更多与男人接触的机会，显然这已属于生物社会学范畴。

女性荷尔蒙的作用就是尽量让女性的活动符合这一生物社会学规律，排卵结束后黄体酮的分泌开始增加，雌激素的分泌逐渐减少，雌激素能让人情绪愉悦、精力充沛，同时还具有抗抑郁的作用，而黄体酮则让人情绪安定、意志消极，倘若情况更为严重，会引发经前综合征、经前不适症等与失眠或嗜睡同时出现的各种情绪障碍。

⊙ 怀孕会对睡眠有何影响？

在怀孕初期孕妇的睡眠需求量会增加，有过怀孕经历的人或曾一直守在孕妇身旁的人恐怕对此都深有感触。

妊娠期可被分为三大等分，其中第一和第二等分中孕妇的睡眠时间要超过正常睡眠时间，这是因为胎儿的成长会加大孕妇对能量的需求。

如果孕妇的体型发展到外人一眼就能看出已怀孕的程度，睡眠的质量便开始降低，怀孕后体型的变化会直接影响到睡眠，由于胎儿个头变大，子宫对体内其他器官产生压迫，因而孕妇很难保持仰姿，大多时候都是采取侧卧睡姿，胎动刺激也会使孕妇难以进入深度睡眠。

⊙ 妊娠期中感到难以入睡和身体不适，这是为什么？

究竟是什么原因造成了孕妇的妊娠期入睡困难？首先，胎儿的体型增大会令孕妇难以用一个舒服的姿势来入睡，如果怀孕前已习惯了仰睡或趴睡的孕妇，很难按照医生的建议侧着身子睡，此外由于体型的日渐增大，在睡眠中也很难随意更换姿势。

以下一些身体症状会妨碍睡眠。

尿频：孕妇的血液量会增加（比怀孕前增加30%～50%），肾脏为过滤超量的血液需要比平日更卖力地工作，在这个过程中小便量会变多，另外胎儿体型的增长也会令扩张的子宫压迫到膀胱，导致孕妇早晚频繁进出卫生间，如果胎儿在晚上表现得更活跃，则意味着孕妇晚上去卫生间的次数会更多。

心跳次数增加：妊娠期间为应对新增血液的循环需求，心脏跳动会加快，流向子宫的血液量增加，身体其他部位对血液的需求也上升，这些都会加大心脏的工作量。

呼吸困难：子宫占据了腹腔的空间，肺部以下横膈膜因而遭到压迫，导致呼吸困难，日渐增长的氧气需求也让呼吸变得急促。

腰痛和下肢痉挛：怀孕会令体重增加，从而加重腰痛和腿痛病症，疼痛感是妨碍睡眠的主要原因之一。

便秘和胸闷：胃里的食物如果出现食道逆流，人便感到胸闷，由于孕妇的消化系统运转节奏放慢，食物停留在肠胃的时间较长，所以引起胸闷和便秘。

当然造成妊娠期睡眠困难的原因还不止这些，孕妇所做的梦都比较生动鲜活，并且做噩梦的频率也较高，同时心理上的压力也会影响睡眠，压力会不会对胎儿的健康带来不良影响？自己是不是已尽到做母亲的责任？分娩是否会顺利？诸如此类的疑问肯定会困扰着孕妇，而这都会影响睡眠质量。

⊙ 妊娠期间哪种睡姿最佳?

首先我们观察一下孕妇通常所采用的侧卧睡姿,这种身体侧卧、膝盖弯向胸部的睡姿是人体感觉最舒服的姿势,这种姿势可防止子宫压迫腔静脉,心脏承受的负担也很小,更利于下肢血液的循环,身体若侧向左方则更好,可以避免因侧向右方而使肝部受压。

无论身体侧向何方都能够减少腰部的负担,但在整个睡觉过程中人不可能始终保持侧睡姿势,中途变换姿势是非常自然的身体反应。

在妊娠末期孕妇很难采取仰睡姿势,基本上都是侧睡,仰睡会使扩张的子宫压住腔静脉,所产生的不适感就会令孕妇从睡眠中醒来,一般医生都会建议孕妇在侧睡时用枕头垫住身体另一侧。

孕妇也可利用枕头寻找到自我感觉最舒适的姿势,有些孕妇感觉枕头垫于肚子下面很舒服,有些孕妇更喜欢将枕头夹于两腿之间的感觉。专门为孕妇设计的枕头如今在市面上也能找到,但在购买之前需要咨询医师的专业意见,以确定是否对自己有帮助。

⊙ 妊娠期间有何睡眠窍门?

孕妇不能因为入睡困难就服用安眠药,大部分的睡眠诱导剂都被禁止在妊娠期间服用,也没有任何研究能证明孕妇服用中药或天然泉水就一定安全。下面的一些窍门比服用药物更有效,妊娠期间的孕妇可以尝试一下。

1．不喝咖啡、可乐、绿茶、红茶等含有咖啡因的饮料。咖啡因是人类最常服用的"药物"，它作为一种药物同样会威胁到腹中胎儿的健康，但这个问题始终没有引起人们足够的重视，妊娠期中咖啡因的摄入会导致尿频，进而妨碍睡眠。

2．就寝前要少喝水，避免因尿意而频繁醒来。如果因为感觉恶心（妊娠反应）而不能入睡，入睡前可以少吃时东西。

3．养成定时起床定时入睡的好习惯。

4．入睡前避免做一些激烈的运动，可以洗上15分钟左右的热水澡，让身心得到放松。

5．如果因腿部痉挛而半夜惊醒，可靠墙站好，拉伸一下腿部肌肉，腿部痉挛有可能是因为钙摄入量不足，补钙有助于改善此症状。

6．尝试瑜伽或其他情绪放松疗法。

7．如果抚养婴儿或为人父母给自己心理带来压力，可以报名参加婴儿教室，与其他产妇或已为人父母者交流经验有助于克服恐惧心理。

8．在睡意未来临之前计划好要做的事情，不感到困倦就没必要在床上辗转反侧，也不要强迫自己去数羊，取而代之的是离开床铺，用阅读、听音乐、写信等事情来打发这段时间，等到感觉疲劳后会更容易进入睡眠。

9．如果白天极度瞌睡，可以小睡一场予以缓解。注意不要因睡眠时间过长（30分钟以上）而扰乱睡眠—觉醒节律。

⊙ **丈夫说我怀了孕后开始打鼾，严重时还一度呼吸暂停，为什么会这样？我该怎么办？**

　　一位怀孕已达7月的妇人来到了睡眠诊所，她说自己怀孕后开始打鼾，最近情况越发严重，在睡眠中出现了呼吸暂停现象，体重增加了不少，身体也略微浮肿，随着腹部的日益隆起，白天也会感到呼吸困难，睡觉时的打鼾和呼吸暂停让她忧心忡忡，虽然之前也总听别人说怀孕后白天容易犯困，但最近白天的困倦程度大大超过了以往。

　　后来经过多导睡眠监测，发现该孕妇患有睡眠呼吸暂停症，呼吸停止的时间长达60秒钟。

　　许多孕妇在怀孕之前并没有打鼾/睡眠呼吸暂停现象，在妊娠中期会出现这些症状，人在怀孕后体重增加，身体出现浮肿，呼吸道变窄，另外由于子宫的扩大，横膈膜的移动会减少，从而造成呼吸不够平缓，呼吸暂停现象便由此产生。

　　严重的呼吸暂停症状会妨碍氧气供应，导致孕妇或胎儿得不到充足的氧气供给，同时还会令血压上升，从而诱发妊娠高血压病、糖尿病等病症，妊娠毒血症等与妊娠期并发症的发病概率也会上升。

　　分娩后由于体重的减轻，一般情况下因怀孕而出现的打鼾/睡眠呼吸暂停症状都会消失不见，因此在妊娠期中采用上气道正压通气进行治疗即可。

　　很少有分娩后体重也不减轻的情况，若真如此，睡眠呼吸暂停症状仍将持续，只有在减轻体重或采用上气道正压通气疗法后，症状才能得到缓解。

⊙ **怀孕后的小腿肚不适使得入睡很困难，这是什么原因造成的？**

　　不宁腿综合征是伴随着妊娠期到来的一种睡眠障碍，此病症会在晚间或睡觉前表现出小腿肚位置的不适，按摩或肢体移动能减轻症状。不宁腿综合征与铁元素摄入不足有关，妊娠期贫血会让孕妇患上此症，增加对铁元素的摄入可减轻症状，一般情况下在分娩后铁元素含量会逐步恢复至正常水平，不宁腿综合征便随之消失，很少有孕妇在分娩后仍保有此症状，倘若症状不见消除，可用多巴胺激动剂进行治疗。

老人的睡眠

⊙ 老人为什么睡眠较少?

　　人们通常认为老人的睡眠较少，且入睡时间较早，这些都是人们的经验之谈，具有一定的道理。

　　但是我们也不能过分执著于此，因为并不是所有的老人都会睡眠少，那些身体或精神上没有疾病且没有睡眠障碍的老人，其睡眠质量和年轻人相差无几。

　　年轻人的平均睡眠时间为7小时，老人的夜间睡眠时间不到7小时，但老人会在白天打盹或睡午觉，因此将24小时内的睡眠时间合计起来也接近于7小时，老人之所以夜间睡眠时间减少，有相当一部分是受到了午觉的影响。

老人的睡眠还表现出睡眠与觉醒界限不明显的特征，也就是说在睡眠时间内出现"觉醒"的状态，在本应清醒的时间内又夹杂有"睡眠"状态。如果将黑色的围棋子比喻为睡眠，白色的围棋子比喻为觉醒，那老人的睡眠则是黑色棋钵（夜）内掺杂有白棋子（觉醒），白色棋钵（昼）内掺杂有黑棋子（睡眠）。

老人要想让睡眠接近于年轻人那种黑白分明的睡眠状态，就必须在白天保持"完全清醒状态"，暴露在强烈光线下（太阳光）是非常有效的方式。因此最近新建的养老院为了让老人们在室内也能晒太阳，建筑物会大量采用自然光线照明，其目的就是减轻老人们的白天困倦程度，提高夜间睡眠的质量，夜晚无法进入深度睡眠的老人在白天来到室外多晒晒太阳也对夜间睡眠有好处。

⊙ 老人为何睡得较早？这种现象可以改变吗？

65岁以上的老人常表现为睡眠时间很早，这与老人们的生理有很大关系。我们体内存在着一种能调节睡眠和觉醒的生物钟系统，随着年龄的增长这套系统开始出现机能下降，因而睡眠周期变短，睡意也会更早地到来，这种症状被称为睡眠相位前移综合征。

人的整体睡眠时间是一定的，当过早地进入睡眠后，第二天必然会早起，如果过早入睡后隔了2～3小时后在子夜时分醒来，就很难再睡着，失眠症状便于此时出现。

之所以出现此问题是由于生物钟系统的老化导致脑内催眠物质——

褪黑素的分泌速度加快，如果在睡意开始袭来的下午6～8时，将身体暴露在亮光下，褪黑素的分泌速度便会放缓，用亮光来重新调整生物钟的疗法被称为"光治疗"，目前这种专供个人使用的设备已在市面上有销售。

⊙ 哪些身体或精神上的疾病会妨碍老人睡眠？

上了年纪的人身体会出现各种疾病，关节炎、肌肉痛、头痛、呼吸系统疾病、脑中风后遗症等众多疾病会主动找上门来，这些疾病都会伴随着难以忍受的痛楚感。

睡觉不好最常见的原因是疼痛，因为疼痛，人们难以入睡，即便睡着也很难进入深度睡眠，并且还会经常醒来，这种情况被称为睡眠割裂。也就是说，睡眠被分割成片段，正常的睡眠周期被打破，当睡眠处于浅层状态时慢波睡眠就很难实现。想要通过睡眠来达到恢复肉体和精神上疲劳的目的，不仅要增加睡眠量，更重要的是保证睡眠的延续性，可是身体上的疾病往往会妨碍这种延续性。

上年纪的人还会出现精神上的疾病，对老人来说，抑郁症和老年痴呆是最常见的精神疾病。抑郁症常会带来失眠症，导致晚上入睡困难和早晨很早醒来；痴呆是由于脑细胞减少或受损，正常的大脑机能出现障碍，由于睡眠也受大脑的调解，睡眠也同样会出现障碍，痴呆患者大多会表现出昼夜颠倒的生理状态，各种睡眠阶段下的特征脑电波也不会出现，就算勉强进入睡眠状态，睡意也很浅，很容易会觉醒。

老人如果出现失眠症状，服用安眠药就不能从根本上解决问题，并且安眠药的副作用还会让下肢无力，头部眩晕，搞不好老人会因此摔倒而招致挫伤、骨折等严重后果，如果失眠是因身体某种疾病的疼痛感而起，针对该病症积极进行治疗是消除痛感的最佳选择。老人若患有抑郁症和老年痴呆症，必须要到正规医院接受专业的诊断和治疗。

⊙ 老人呼吸暂停症因何而起又该如何应对？

年龄的增长会加大睡眠障碍的发病概率。打鼾/睡眠呼吸暂停症同属于睡眠障碍。据研究报告显示，有30%的老人都患有睡眠呼吸暂停症。

老人易患打鼾/睡眠呼吸暂停症的原因是机体的衰老使得呼吸道周围肌肉的紧张度下降、组织失去弹性，于是睡眠中的呼吸道变窄，人在睡着时若感到呼吸费力和氧气供给不足，便会从睡眠中醒来，这种现象如果出现次数过于频繁，则人根本无法进入深度睡眠。

出现在年轻人身上的睡眠呼吸暂停症多半与肥胖有关系，症状严重者还会有患上高血压、糖尿病、脑血管疾病的危险。与之相反，于老年阶段才出现的睡眠呼吸暂停症则没有这么严重，但是白天会表现出困倦和记忆力下降。如果老人同时还患有高血压、糖尿病、脑血管疾病等病症，就必须积极需求治疗。

记忆力下降虽与睡眠不足有关，睡眠呼吸暂停所引起的氧气供应不足也会让大脑无法有效地对白天接收到的信息进行储存，大脑得不到充分的休息，大脑休息不足必定会影响第二天的学习效率。当老人表现出记忆力低下时有必要怀疑是否患上老年痴呆，记忆力低下很可能与夜晚的睡眠呼吸暂停症有关。

针对老人的睡眠呼吸暂停症治疗不同于年轻人，按正常情况来说，如果出现扁桃体肿大、软腭拉长、悬雍垂（小舌）变大变长等症状，最好对这部分组织实施切除或缩小手术。

但由于老人们的睡眠呼吸暂停多是由肌肉紧张度较低和组织弹性不足所引起，因此切除组织的效果并不能维持较长时间。另外，老人的高血压、糖尿病等疾病也会给手术带来一定困难。

所以对于老人睡眠呼吸暂停症的治疗，比起手术来，通常会优先使用上气道正压通气疗法，此种疗法是通过覆盖于鼻子或鼻口上的面罩，将正压生成仪器流出的带有压力的空气输送到呼吸道中，此疗法不仅效果明显，而且操作简便，没有任何副作用。

⊙ **晚上睡觉时感到小腿肚很难受，身边人说自己睡觉时老是蹬腿，这是怎么回事？**

年龄大的人还易患上不宁腿综合征和周期性肢动症，这些病症与多巴胺不足所引起的帕金森症有很大关系。

以上这些睡眠障碍也与衰老有关，大脑中专门分泌多巴胺的部位如果出现老化或受损，就会表现出这些症状。

服用可通过刺激多巴胺受体来抵消多巴胺分泌不足的药物（多巴胺激动剂），能够将症状减至最轻。腿部不适会让人难以入睡，入睡后也会突然觉醒，之后便再无法入睡，有过此种体验的人有必要怀疑自己是否患有不宁腿综合征或周期性肢动症。

10

梦

머리가 좋아지는 수면

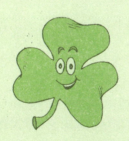

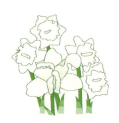

⊙ 梦能够预测未来吗?

　　无论东方还是西方都有大量关于梦能预测未来的记载，人们偶尔也会听说身边人说自己的梦变成了现实，梦中所出现了好或不好的征兆往往会影响人们的情绪。

　　梦真的能够预测未来吗？这个问题很难用科学理论来论证，但是否做梦以及做了什么样的梦却可以通过多导睡眠监测来确认。

　　人们很难判定梦中内容的真实性，这并不是说做梦者有可能会说谎，只是人类具有只看自己想看之处、只记忆自己想记住之事的倾向，所以人们会选择性地记忆和选择性地回想，至少从现代医学的角度出发，梦并不被认为具有预测未来的能力。

　　那么梦的内容到底和什么有关呢？睡眠专家更为关注的是人在做完

梦后的感觉，有研究显示梦中的感觉与人们的真实生活感觉大有联系。

请好好回想一下做完梦有何感觉，并将梦境与最近的生活状态做一对比，梦虽然不能预测未来，但至少会向我们揭示自己目前最为关注的事物。

⊙ 最近老是做梦，是不是身体出现了问题？

有些人深受多梦的困扰，尤其当梦的内容较为负面消极时，多梦更令人感到不快，到底是什么造成了多梦？

正常人如果睡8小时，有2小时的时间会在做梦，既然如此，那我们为何有时会感到自己并没有做梦呢？做没做梦其实取决于我们是否能回忆起梦中的内容，如果梦里的内容令人印象深刻，第二天回忆起来的概率就很高。

如果在做梦过程中出现频繁觉醒，人就更容易回忆起梦中内容，梦中所体验的内容首先会被存储为短期记忆，到了第二天早上若要回忆起梦中内容，就需将其转变为长期记忆，而短期记忆只有在觉醒的情况下才会被转换为长期记忆。

多梦就意味着在睡眠中会频繁醒来，很多时候人们会不记得自己在睡眠中醒来的事实，正常人一次睡眠的觉醒次数并不多。

如果患有睡眠呼吸暂停症或周期性肢动症等影响睡眠连贯性的疾病，患者本人虽然根本不记得自己觉醒过，但频繁的觉醒会让他对梦中内容却记得很清楚。如果属于做梦阶段的速眼动睡眠比例增加，人们能更多地回忆起梦境，抑郁症患者在喝完酒后的第二天凌晨，速眼动睡眠表现得更为频繁，因而能记起梦中较多的内容。

⊙ 在不出现速眼动睡眠的情况下也会做梦吗？

做梦是速眼动睡眠的特征，但在睡眠过程中如果不出现速眼动睡眠，同样也会做梦，那这两种类型的梦有何差异呢？

在速眼动睡眠中所做的梦会因图像、声音、触觉而变得生动鲜活，做梦者的大脑活动较为活跃，梦境会表现出非现实性和无逻辑性，这是大多数人所共有的体验。

与之相反，非速眼动睡眠中的梦则比较安静，大多时候让人感觉似乎在思考某件事情，并且内容也会与现实中的经历有关，更具现实性。

⊙ 有人会完全不做梦吗？ 完全不做梦的人会怎样？

正常人睡眠的四分之一为做梦时间，如果按8小时计算，就是有2小时处于做梦的速眼动睡眠阶段。

很多时候在起床后我们无法回忆梦中的内容，于是我们会认为自己没有做梦。当然也的确有速眼动睡眠完全不出现的情况发生，但正常情况下速眼动睡眠都会出现，只是比例存在着差异。因而基本上每个人的睡眠都有速眼动睡眠阶段，只不过有时回忆不起而已。

在自然状态下绝不会有完全不做梦的情况发生，但是通过试验可以让做梦不发生，每当受试者出现速眼动睡眠时便干扰其睡眠就能做到这一点。假如受试者长期不做梦，其性格会发生变化。

通常能回忆起的梦境其内容给人印象较深或对做梦者而言比较重要，因此那些能被记起的梦都具有一定的意义。

⊙ 为何梦中的内容如此离奇？

历史上曾对梦境做过系统分析并对睡眠医学的发展做过巨大贡献的精神分析学派创始人弗洛伊德，他认为通过梦境可以窥见人们的潜意识，时至今日对梦的解析仍属于精神分析疗法的一部分。

弗洛伊德将梦看成是人类对潜意识中本能需求的一种表达，但如果这种本能需求不加任何修饰地赤裸裸表达出来，会令做梦者本人都难以接受，于是在意志力的作用下，梦的内容被修正，会以一种更易让人接受的面貌出现，如果做了一些令人费解或晦涩难懂的梦，很可能是因为大脑没有对梦中内容很好地修正。

处于做梦阶段中的睡眠最重要的特征是身体肌肉失去力气，肌肉失去力气其实是一种安全保护，以防止做梦者将梦中的行为用实际动作来表现。

另一方面这种状态还会对梦中内容施加影响，从高处纵身一跃、被别人追得无路可逃、难以逃脱事故现场等场景经常会出现在梦中，这些都与做梦过程中的身体肌肉麻痹有关，万一在这种状态中醒来，我们就会体验到睡眠瘫痪，虽然意识还在，可就是无法移动自己的肢体。

⊙ 反复做同一内容的噩梦，这是厄运来临的前兆吗？

梦里很多内容都与我们白天的生活有关，目前最为关心或思考最多的问题常会成为梦的主题，但如果每天都做相同内容的梦，并经常因此从梦中惊醒，就必须要去医院精神科接受治疗，反复于睡眠中出现的噩梦容易引发精神或心理上的疾病。

这种现象常出现在创伤后压力心理障碍症患者的身上，曾有过日常生活难以体验到的濒死或战争经历的人，在事发过后脑海中仍对这部分记忆挥之不去，并且常在梦中予以再现。

在这种情况下患者要接受精神科的治疗，来治愈这种创伤后压力心理障碍症。如果感到重复的梦境对自身造成困扰，可服用药物有选择地阻止速眼动睡眠的出现。

⊙ 梦遗是怎么一回事，为何会出现？

梦遗始于性成熟期，常出现在性冲动较为活跃的青春期。有时是因为做了与性有关的梦而遗精，有时则回忆不起梦中内容，直至第二天早上起床时才发现自己已遗精的事实。

梦遗不仅发生于男性身上，女性在做了与性有关的梦后，第二天早上也会发现自己的阴道较为湿润。

梦遗被认为发生在速眼动睡眠阶段，在速眼动睡眠阶段自律神经较为活跃，心跳和呼吸变得没有规律，此时专门调解性兴奋度和射精的部位同样表现得极为活跃，与高潮同时到来的性反应和射精便会出现，另外当速眼动睡眠中出现了有关性的梦，自律神经的活跃度会因射精而延续较长时间。

⊙ 鸟也做梦吗？

让我们换成一个更容易的问题，狗也会做梦吗？从物种（species）相似性的观点来考虑此问题，会很容易得到答案，狗和人一样都属于哺乳类动物，因为人会做梦，我们便由此类推出狗也会做梦，这样一来猫、马等其他哺乳动物也都会做梦。

那么鸟类也会做梦吗？

在对睡眠的功能以及睡眠在进化中所处位置的研究中，各物种做与不做梦是不能回避的重要课题。观察进化的过程会发现，睡眠周期[※]与内温性（endothermy）[※※]有关，鸟由于具有内温性，并且睡眠也分为速眼动睡眠和非速眼动睡眠，所以鸟也会做梦。

在鸟的头部贴上电极来检测脑电波，会发现有不同于非速眼动睡眠的速眼动睡眠脑电波出现，由此可以判定鸟也会在速眼动睡眠中做梦。

作为鸟类和哺乳类动物的共同祖先——爬行动物却不会出现这种睡眠脑电波，也找不到睡眠周期存在的证据。

有些研究显示爬行动物也会在睡眠中出现快速眼球运动，并且脑电波也会表现出速眼动睡眠的特征，但这种状态也可能是睡眠中的短暂觉醒所造成，至今学术界对此并未形成统一意见。

由于爬行动物的大脑构造与鸟类和哺乳类动物大相径庭，仅凭脑电

[※]睡眠被分为做梦的速眼动睡眠和不做梦的非速眼动睡眠，会按一定时间交替出现。

[※※]通过发散体热来维持一定的体温，这是鸟类和哺乳类动物的一大特征，因此鸟类和哺乳类动物在气温下降的夜间也能活动，其活动半径便能扩展至寒冷地区。

波的变化还不足以判定其是否存在速眼动睡眠。

⊙ 有能让梦变少的药吗？

有患者因受多梦困扰而来到睡眠诊所，考虑到这名患者有可能因睡眠障碍而频繁觉醒，导致梦中很多内容被记起，睡眠医师对其实施了多导睡眠监测。

经过监测发现他并未患有睡眠障碍，只是能属于做梦期的速眼动睡眠所占比例较高，正常人的速眼动睡眠大约占整个睡眠时间的20%～25%，但这名患者的比例却高达34%，速眼动睡眠所占的比例要比其他人多10多个百分时。他做的梦其内容都与前一天发生的事有关，这种枯燥无味的梦让他不胜其烦，诊所表示将给他开一方"能让梦减少的药"，患者一听此言大为诧异，惊呼："竟然还有这种药？"

当体内一种叫做血清素的神经传导物质的浓度较低时，属于做梦期的速眼动睡眠便频繁地出现。在抑郁症患者的睡眠中，速眼动睡眠出现时机较早且频率较高，这与血清素浓度有关，抗抑郁药物能提高血清素的浓度，对速眼动睡眠的出现具有抑制作用，于是那些可抑制速眼动睡眠的药物便能够减少梦境的产生。

相信在不久的将来，随着医学的日益发达，让人多做好梦不做噩梦的"可选择性做梦药"也会被人类研制出来。

11

睡眠专家和睡眠中心

머리가 좋아지는 수면

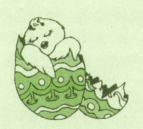

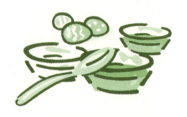

⊙ 睡眠专家是什么样的人，重要性体现在哪里？

人们对于内科专家、外科专家和精神科专家这样的称谓并不陌生，顾名思义，这些专家即为分属于内科、外科和精神科的专业医师。这些人都具有行医执照，当过1年的实习医生，有相关学科4年的研修经历，并且通过了专业的考试测评。

睡眠专家专指睡眠方面的专业医师。睡眠医学是一门还很年轻的学科，所以至今还没有"睡眠科"这种叫法，然而睡眠医学是一门囊括了精神科、内科、耳鼻喉科、小儿科和神经科等多门学科的新兴医学领域，同样需要睡眠医学专业出身的医师，此类医师也就是睡眠专家。

在韩国，获得首尔大医院和高丽大医院精神科行医资格的人如果再集中接受1年时间的睡眠医学培训，他对于睡眠医学的了解程度就韩国国内来说就已达顶级水平，接受完培训的睡眠专家不仅要具备睡眠医学知识，还要学会对患者实施多导睡眠监测，根据睡眠记录来为患者做出最正确的诊断和治疗。

韩国国内的医学教育，睡眠医学的授课时间大多不会超过1小时（美国也只有20分钟），在这么短的时间内是不可能掌握这门发展速度极快且涵盖范围十分广阔的学科的，因此就像前面所提到的那样，医生还需花上1年的时间来集中学习睡眠医学知识。

韩国引入睡眠医学这门学科仅有15年的历史，睡眠专家也只有10余名，然而失眠症患者、打鼾和睡眠呼吸暂停症患者却不计其数。这些患者不可能每人都能得到睡眠医学专家的诊断和治疗，于是当出现失眠时便会自己服用安眠药，当出现打鼾时也不考虑情况是否严重以及是何病因，认为打鼾手术就能解决一切问题。无论是谁应该认真听取专家的意见，除睡眠专家外，还有一些专家专门研究与睡眠相关的其他领域问题。

⊙ 睡眠专家如何克服睡眠障碍？专家的睡眠又如何？

笔者以睡眠医学专家的身份治愈了患者的失眠症后，周围人偶尔会问我："作为专家您的睡眠又如何？"这让我不得不反省自己的睡眠状态。

首先我不是"头一歪就能睡着"的人，我患有轻度失眠，只要遇到类似高考这样重大的事件，前一夜必然十分紧张，以至于无心睡眠，我本人比较关注睡眠医学，尤其是失眠症，我硕士论文的标题便是"人是如何进入睡眠的"，而这也与我个人的睡眠倾向不无关系。

状况不佳的睡眠让我吃了不少苦头，由于当时并不懂得什么是睡眠卫生，在那个年代也不像现在这样，任何疑问都可通过搜索互联网寻找到答案，我只是全凭感觉摸索出不少方法。

后来在接触了睡眠医学后，我从很多学者那里了解到他们悉心研究出的优秀方法，并且通过亲身试验过后发现果然有效。于是现在当我遇到那些入睡困难的患者，我总会自信满满地向他们传授经验，因为我本身也经历失眠，很清楚失眠症患者在睡不着觉的晚上会想些什么，当我和失眠症患者进行交流时，在我问道"如果这么做行不通的话会不会变成这样"，患者马上会诧异地反问："咦，您是怎么知道的？"

我的睡眠虽然也谈不上完美，但我的睡眠基本处于平均水平，至少没有打鼾和不宁腿综合征等睡眠障碍，有时偶尔会出现睡不着觉的情况，但我也懂得该如何应对，根据我一贯的经验这都是十分有效的方法，所以我对于失眠并无畏惧心理。

我不奢望这本书的读者以及向我求助的患者都拥有一个完美无瑕的睡眠，他们能像我一样很好地驾驭自己的睡眠我便心满意足。

⊙ 何时该求助睡眠专家？

最好一出现睡眠障碍时就向睡眠专家求助。那么睡眠上的问题发展到何种程度才算是睡眠障碍呢？

首先，无论是什么问题都会表现出一定的时间，一般情况下如果问题持续一个月以上不见消失，从医学角度来看就存在问题，失眠如果持续一个月以上会被诊断为失眠症。有些对人的生命安全具有影响的睡眠问题就算没有持续一个月的时间，也要及时寻求睡眠专家的帮助。

比方说早晨起来所感到的胸痛，就很有可能与心脏病有关；另外如果在夜间因呼吸困难而醒来，八成是睡眠呼吸暂停所致；睡眠虽没有问题，但白天嗜睡情况严重，能在任何场地和任何时间进入睡眠状态，这种情况下很可能是患有睡眠呼吸暂停症或嗜睡症。如果出现以上这些情况，就必须求助于睡眠专家，接受系统的诊断和治疗。

⊙ 需要具备哪些条件才能被称为睡眠中心？

以多导睡眠监测为专业手段来诊断睡眠障碍的场所被称为睡眠中心，这里列举一下美国睡眠学会关于睡眠中心必备条件的强制要求。

1. 睡眠专家必须通过多导睡眠监测来解读所获得的睡眠记录，诊断也必须在此基础上进行。

2. 睡眠专家必须了解睡眠生理，对患者的诊断和治疗也必须在基础上进行。

3. 睡眠专家必须将多导睡眠监测视为标准的治疗方法。

睡眠监测一般在夜间进行，用时8小时，在这个过程中传感器会捕获各种信号，然后这些信号被精心处理，在监测过程中各种状况会被记录下来，等到监测完成后，根据这些记录做出初步诊断是睡眠技师要做的工作。

睡眠专家会依据这些记录做出最终的诊断，如果多导睡眠监测进展不够顺利，下一步工作则无法开展，因此睡眠中心必须要有具备一定实力的睡眠专家。

4. 必须要有能实施多导睡眠监测的独立空间，一个房间只对一人实施监测，光线和噪音必须完全隔断，同时还要保证舒适的温度和湿度，房间内装有监测前及监测中患者能与睡眠医师及时沟通的通话设备，床的宽度不能让被测试者产生局促感。

5.其他监测设备和患者监视器必须符合相关标准。

⊙ 睡眠技师是什么样的人，都做哪些事?

睡眠技师毕业于保健大学，具有从事临床医疗工作的资格，当患者来到睡眠中心后，睡眠技师会对患者做一些有关睡眠的问卷调查。

睡眠技师还会将睡眠监测所需要的各种探头附着在患者身上，睡眠监测会对各种探头所捕获的信号加以综合分析，计算出最终结果。因此探头是否正确安装直接决定了信号质量的好坏。

监测开始后，睡眠技师会在控制室内监视从患者身上获得的信号，如果探头安装错误，信号便会出现偏差，此时就需要对其进行校正。此外在睡眠监测的整个过程中，睡眠技师还要观察并记录下患者的异常行为，为日后解读数据提供参考。

患者极少会出现严重的心律不齐或呼吸困难症状，万一真有这种情况发生，睡眠技师要及时唤醒患者，实施应急方案，所以睡眠技师大都受过心肺复苏术的培训，并拥有资格证书。

监测结束后叫醒患者以及去除患者身上的探头也属于睡眠技师的工作，睡眠技师根据睡眠监测得出的结果，结合自己在监测过程中所作的观察，拿出初步诊断意见（初诊），此诊断意见再经过睡眠专家严谨的推敲论证，便形成最终的报告。

⊙ 从睡眠中心那里能获得什么帮助？

　　让我们看一下来到门诊接受睡眠监测的K君状况。

　　45岁的职场人K君因为失眠和浑身乏力而来到睡眠门诊，他在几年前由于入睡困难，服用了小区诊所开的安眠药，虽然服用后会出现困意，但在睡眠中会频繁觉醒，第二天早上大脑也不清醒，头痛欲裂。偶尔也尝试过不吃安眠药就睡，但因为入睡相当困难，不吃安眠药根本睡不着。K君在白天深受浑身乏力和瞌睡的折磨，一次开车因为犯瞌睡与前车发生追尾事故后，他感觉自己不能再这样对病情放任自流。

　　K君来到睡眠门诊后，并没有立刻被安排接受诊断，首先从护士那里拿到了几张问卷调查，上面有关过去一个月整体睡眠状况的睡眠日志、记录白天困倦程度的爱泼沃斯困倦尺度、是清晨型还是夜晚型的提问等内容。

　　专家参考了这些问卷调查内容，然后详细地询问K君的症状，问他是否在上床就寝时会因小腿肚的不适而无法入睡。K君连声称是，说自己从没把这当回事。专家在追加确认了几条事项后，认为他很可能患上了"不宁腿综合征"。

　　专家在听到K君说自己睡眠中频繁觉醒以及早晨感觉口干的描述后，便问他周围是否有人说他有打呼噜或睡眠暂停现象。K君最近2年体重增加了5公斤，打鼾症状愈发严重。妻子曾告诉K君他在打鼾中常会出现长达30多秒钟的呼吸暂停，非常替他担心。专家随后又问他是否在喝完酒后打鼾症状更严重、是否侧着身子情况会好些，K君猛然想起妻子也曾说过同样的话。

　　专家在检查了K君的鼻腔和口腔后，认为他已经不是单纯的打鼾问题了，极有可能患上了睡眠呼吸暂停症，K君的高血压和糖尿病也与睡

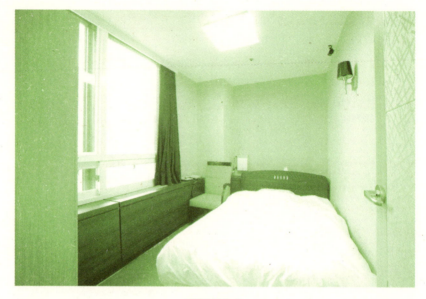

睡眠观察室

眠呼吸暂停症有很大关联，如果能治愈此病症，高血压和糖尿病也会明显好转。K君在白天感到无力和严重嗜睡，是失眠所引发的睡眠不足与呼吸暂停所引发的深度睡眠不足双重作用的结果，专家建议K君接受几项血液检查和多导睡眠监测。

　　按照事先约定K君于某天晚上7时来到睡眠观察室。在被睡眠技师问了几个问题后，K君身体各部位被贴上了各种探头，由于电极和电线全附着在身体上，行动多少有些不便，但丝毫不会产生疼痛感，并且在身体连接电线的情况下还能上卫生间。一切准备妥当后K君坐在床上又接受大约1小时的不宁腿综合征检查，随后开始入睡。本来担心自己会因为陌生的环境而无法入睡，以至于搞砸这次监测，然而与预想的不同，他很快便进入睡眠。在经过大约8小时的睡眠监测后，第二天早上6时睡眠技师叫醒了K君，K君冲了个澡后便直奔公司。

接受完监测的K君再次来到睡眠门诊，专家对他这次监测结果做了情况说明。

　　K君一晚上的睡眠状况被概括为一张曲线图，此图十分简洁直观。K君的不宁腿综合征让他的入睡因腿部不适而变得困难，其严重程度也反映在监测结果中，另外在睡眠中由于周期性腿部抖动，K君无法进入深度睡眠，打鼾症状也较严重，并且持续时间10秒以上的睡眠呼吸暂停会每小时出现60余次。专家向K君展示了保存在电脑中的监测记录，睡眠暂停、周期性腿部抖动和睡眠姿势等都有相应数据显示，至此K君认清了自己的睡眠状况，专家也为K君的不宁腿综合征开出了药方。

　　针对K君的睡眠呼吸暂停症，睡眠专家联合耳鼻喉科专家对他的口腔和咽喉构造进行了二次会诊，由于睡眠呼吸暂停症状较为严重，K君的口腔和咽喉构造并不适合做手术，睡眠专家建议他接受上气道正压通气疗法，上气道正压通气疗法是一种向鼻腔输入一定压力的气体来打通呼吸道的疗法，在对严重睡眠呼吸暂停症的治疗中，其效果非常不错。

　　就像人们在佩戴近视眼镜前，肯定会先通过检测确认眼镜度数，同样道理，在开始上气道正压通气疗法前也要确定出合适的压力。

　　K君于是又在睡眠观察室躺了一晚，接受了压力处方检测，睡眠专家会根据检测结果为患者推荐适当的压力、治疗时间以及上气道正压通气治疗仪器等，另外还会建议患者减肥、戒烟，改掉不良生活习惯。

　　K君在服用药物后下肢的不适感逐渐消失，入睡也变得轻松，随着上气道正压通气疗法的进行，打鼾和睡眠呼吸暂停症状完全消失，白天不再觉得浑身无力。由于白天嗜睡症状的消除，K君的运动量加大，体重也减轻不少，糖尿病和高血压病也得到明显改善，现在基本上已可以脱离药物。

⊙ 多导睡眠监测是怎么一回事？

多导睡眠监测即为对睡眠状况所进行的监测，既然如此，为何不直接叫做睡眠监测，非要在前面加上"多导"二字呢？这是因为睡眠专家需要从睡眠的多个层面来测定和分析各种信号，所以前面要添加"多导"二字。

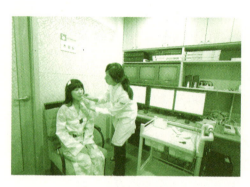

睡眠监测控制室全景

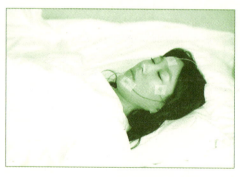

已准备就绪正等待多导睡眠监测的被测试者

在睡眠医学创立初期，睡眠监测主要是通过脑电波来确认人是否进入睡眠状态、睡眠深浅程度以及睡眠所处阶段。为更准确地获得睡眠相关数据，用来测量眼电（眼球转动）和肌电（身体肌肉紧张时的状态）的装置被派上了用场，可反应心脏周期搏动情况的心电图也成为睡眠监测的一部分。

睡眠呼吸暂停症是由呼吸内科通过监测呼吸气流和呼吸量等来做出诊断，但是考虑到呼吸暂停出现于睡眠中，与睡眠阶段关系密切，所以必须与睡眠监测同步进行。为了测定睡眠中的呼吸状态，需要在患者的鼻和口腔处附着上可感知呼吸气流和二氧化碳浓度的探头，患者胸部和腹部还要裹上带状探头以确认呼吸努力程度，另外为测定呼吸暂停所造成的血氧浓度减少量，患者的手指及耳垂处还须贴上能感知氧气浓度的探头，而罩在咽喉处的面罩则是为了测量鼾声的分贝。

为了解睡眠中出现的周期性肢动症状，还需要对腿部肌肉进行肌电图监测。

若想确认在睡眠中是否存在异常行为，可在暗处安装红外线摄像头进行监测，多导睡眠监测即利用各种探测仪器对睡眠状况进行综合监测。

脑电波、眼电图、肌电图、心电图等数据是通过与皮肤相连的小型金属电极得出，测量呼吸用的探头也不会直接伸入鼻子和口腔，由于探头没有穿透皮肤和进入体内，因而不会产生疼痛感，非常安全，无论是未满周岁的婴儿，还是90多岁的老人，都可以接受这项监测。

表面上看起来由于被测试者身上需要附着上各种探头，这使得多导睡眠监测多少令人望而生畏，但实际上各个连线都被整理得井然有序，因此即使不卸下这些导线也可自由进出卫生间，睡眠不会受到太大影响。

多导睡眠监测要在放有舒适床铺的单人房间内进行，观察室必须要完全阻挡住噪音和光线，室内温度要适合睡眠。

从探头获得的电子信号经放大器和转换器处理后传至电脑，睡眠技师和睡眠专家可以通过监视器来查看和解读这些储存起来的信号，对睡眠阶段、睡眠状态、睡眠呼吸暂停症等睡眠障碍做出一系列诊断。过去人们习惯于将心电图描绘在纸张上，如今由于所有设备都已数字化，即便脱离纸张，做出诊断前的所有工作都可顺利完成。

⊙ 韩国睡眠医学的起源及发展现状如何？

韩国睡眠医学的起源要追溯到1991年，当时在美国圣迭戈的斯克里普斯诊所攻读完睡眠医学专业的首尔大医院郑道彦教授，以国内最早获得美国睡眠专家的身份回到了韩国。

他在首尔大医院建立了睡眠观察室，从1994年起在首尔大医院睡眠观察室开设了专业课程，着重培养睡眠专家，从这里走出的睡眠专家随后又服务于大学医院，并被派去美国继续研修深造，使得韩国国内睡眠医学得到进一步发展。笔者也曾在首尔大医院接受过培训，目前高丽大医院也设有睡眠医学课程，他们都承担着为国内输送睡眠方面人才的任务。

1992年11月27日，对睡眠和精神生理学相关领域颇为关注的专家一同提议成立一个睡眠及精神生理学领域的学会。经过数次会议后，1993年7月2日韩国睡眠—精神生理学会正式成立，自此韩国的睡眠医学开始朝着系统化发展的方向迈进。1994年，学术性杂志《睡眠·精神生理》正式创刊，刊物每年发行2次。目前韩国睡眠医学会是唯一通过韩国医师学会认证的与睡眠有关的学会。

在这之后，人们对于睡眠的关注程度越来越高，除了精神科，呼吸内科、耳鼻喉科、神经科、牙科等多个学术领域都正式启动了针对睡眠障碍的治疗和研究，由于睡眠医学牵涉到多个学术领域，毗邻学科间的相互合作显得尤为重要。

据报道，美国国内共有1200多个睡眠监测中心，与之相比，韩国大学医院内的睡眠监测中心不到30个，规模也要小得多，至今与睡眠医学相关的话题在韩国仍较为冷门，然而打鼾/睡眠呼吸暂停症、失眠症、嗜睡症、不宁腿综合征等睡眠障碍却会对健康产生严重影响。虽然人们的寿命普遍增长，对于健康的关注度也大为提高，但大众仍还不甚了解睡眠医学，许多必须接受治疗的患者任由病情继续恶化，此种状况十分令人担忧。衷心希望以睡眠医学为专业的各位同仁们能够通过自身的努力，让韩国的睡眠医学更上一个台阶。

结束语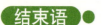

　　经过在医科大学4年的学习以及专业课程的培训，我在成为大学教授后也时常写书和发表论文，与其他学者一同参加学会，相互学习和交流各自经验。

　　但几年前一次扁桃体切除术让我认识到这种学习只存在于大脑中，要想熟练地驾驭这些知识还需进一步通过现实加以打磨。经历过这次痛苦后，我对他人的痛苦也有了一定程度的理解。

　　之后，每当我在为患者说明打鼾手术时，我都会回忆起那次痛苦的手术记忆，于是我更容易理解患者的态度和想法。

　　"手术时会不会很疼？"如果患者这样问道。

　　"有些疼，一些人在术后一到两天内便可出院，也有些人的住院时间较长，疼痛会造成大约一周时间的进食困难，但考虑到这是必须要做的手术，希望您还是和耳鼻喉科的医生预约一下手术时间吧。"我会毫无保留地将实情告知给患者。

　　此书是我根据毕生所学以及与患者的交流和治疗实例写就而成，出版此书的目的是在于提高国民对睡眠重要性的认识，让每个人都能享受到睡眠医学发展所带来的果实。

　　我本人真诚地希望读者朋友们及其周围人士能够从这本书中获取睡眠方面的知识，从而让自己拥有一个健康优质的睡眠。